项目支持：广东省科技计划项目（项目编号：2018A070701008）

健康工作 远离疾病
——图说职业健康

主　审　易学锋　胡世杰

主　编　杨　敏　刘建清

副主编　杨爱初　苏世标

编　委　（以姓氏汉语拼音为序）

陈舒婷　方利娟　黄丽屏　黄伟旭

李　斌　李晓艺　梁伟辉　廖锡庆

刘建清　苏超婵　杨　萌　杨　敏

汪天尖　张丹英　张素芬　邹卓君

人民卫生出版社
·北京·

图书在版编目（CIP）数据

健康工作　远离疾病：图说职业健康 / 杨敏，刘建清主编 . —北京：人民卫生出版社，2022.7
ISBN 978-7-117-33202-6

Ⅰ.①健… Ⅱ.①杨…②刘… Ⅲ.①职业病－防治－普及读物 Ⅳ.①R135-49

中国版本图书馆 CIP 数据核字（2022）第 102422 号

| 人卫智网 | www.ipmph.com | 医学教育、学术、考试、健康，购书智慧智能综合服务平台 |
| 人卫官网 | www.pmph.com | 人卫官方资讯发布平台 |

健康工作　远离疾病——图说职业健康
Jiankang Gongzuo　Yuanli Jibing——Tushuo Zhiye Jiankang

主　　编： 杨　敏　刘建清
出版发行： 人民卫生出版社（中继线 010-59780011）
地　　址： 北京市朝阳区潘家园南里 19 号
邮　　编： 100021
E - mail： pmph @ pmph.com
购书热线： 010-59787592　010-59787584　010-65264830
印　　刷： 北京盛通印刷股份有限公司
经　　销： 新华书店
开　　本： 710 × 1000　1/16　印张：10
字　　数： 125 千字
版　　次： 2022 年 7 月第 1 版
印　　次： 2022 年 8 月第 1 次印刷
标准书号： ISBN 978-7-117-33202-6
定　　价： 60.00 元

打击盗版举报电话：010-59787491　E-mail：WQ @ pmph.com
质量问题联系电话：010-59787234　E-mail：zhiliang @ pmph.com
数字融合服务电话：4001118166　E-mail：zengzhi @ pmph.com

前　言

对大多数人来说，从学校毕业后进入工作岗位直到退休，生命历程中有一半以上是在工作中度过的，他们的职业生涯超过其生命周期的二分之一。我国就业人口超过 7 亿，是世界上劳动人口最多的国家，可以说，职业人群的健康是关乎绝大多数人的健康问题。

当前我们面临的职业健康问题较复杂，工作场所接触各类危害因素引发的职业健康问题依然严重，职业病防治形势严峻、复杂；新的职业健康危害因素不断出现，疾病和工作压力导致的生理、心理等问题已成为亟待应对的职业健康新挑战。《健康中国行动(2019—2030 年)》明确提出了每个人都是自己健康的第一责任人，并在职业健康保护行动中，向劳动者提出了 9 个方面的倡导，分别是：倡导健康工作方式；树立健康意识；强化法律意识，知法、懂法；加强劳动过程防护；提升应急处置能力；加强防暑降温措施；长时间伏案低头工作或长期前倾坐姿职业人群的健康保护；教师、交通警察、医生、护士等以站姿作业为主的职业人群的健康保护；驾驶员等长时间固定体位作业职业人群的健康保护。可以看出，行动正在从"以危害防控和诊治为中心"加快转变到"以健康为中心"上来。行动的有效贯彻，也将助力提升职业人群健康获得感、幸福感和生活质量。

在众多疾病中，职业病是可以有效预防的。普及健康知识，提高健康素养，是提高全民健康水平最根本、最经济、最有效的措施之一，有助于提高劳动者自我健康管理能力和健康水平。但在很多职业病案例中反映出的问题是劳动者对职业健康知识的理解仍然有待提升,有些甚至缺乏最基础的健康知识,在一些社会影响面广的群体性职业病事件中尤其如此。健康科普是健康教育重要的手段,但由于职业病预防和职业健康知识的内容有很强的专业性,导致普通群众往往难以理解,掌握的知识也不甚系统、不够实用。

为了帮助广大劳动者提高职业健康素养,关爱身心健康,在广东省科技计划项目《职业健康重大科技成果科普化》(项目号:2018A070701008)的支持下,本书编写团队决定在近年取得的职业健康科技成果基础上,结合公众普遍关注的热点,将职业健康知识与常见典型案例进行归纳和整理,以通俗、易懂、幽默的方式对这些专业知识进行科普化加工,配以直观形象的插图,以期提升专业知识的通俗性、易读性和趣味性。本书力求做到让更多普通群众能轻松地理解职业病预防和职业健康知识,让专业知识更加看得懂、记得住和用得上。

本书适用于帮助劳动者和普通群众理解职业健康知识,可以作为用人单位培训员工的健康知识辅助教材,也适用于职业卫生技术机构和监督管理部门指导、咨询和宣传工作。

本书作者是热爱职业健康教育和健康促进的医务人员,希望此书能够为公众提供更加多元的健康科普资源选项。在编写过程中,也倍感科普创作的不易,由于经验不足,水平有限,难免存在疏漏之处,希望广大读者、同行和专家给予批评指正。本书在编写过程中也得到有关专家给予的指导支持,在此深表敬意。

谨以本书尽绵薄之力,助力健康中国行动,职业健康保护行动,祈望广大劳动者能受其益。

扫码获取更多资源

编　者

2022 年 3 月

目 录

没了健康，赢了又如何 …………………………………… 001

职业病，离我们有多遥远 …………………………………… 005

你得了职业病？不，那是工作有关疾病 …………………………………… 010

如果在古代，你拿什么拯救大家 …………………………………… 014

打工人，健康需要守护 …………………………………… 018

找工作，你能随心所欲吗 …………………………………… 024

毒物，怎么就进了我的体内 …………………………………… 029

毒物，原来你也有自己的爱好 …………………………………… 037

此"铅"非彼"铅" …………………………………… 044

温度计摔下去的那一刻，你会选择逃跑吗 …………………………………… 051

这样的刺激性气体 …………………………………… 058

让人窒息的气体 …………………………………… 064

你的芬芳，让人"神魂颠倒" …………………………………… 069

不要小瞧我，我也有话说 …………………………………… 075

别与粉尘做伴 …………………………………… 080

音乐吻耳，问过耳朵的意见了吗 …………………………………… 087

上班头脑发热？"暑"你最危险 …………………………… 094

振臂一呼，疾病来袭 …………………………………… 101

谈"辐"色变？身在"辐"中要知"辐" …………………… 106

有限空间，如何营救 …………………………………… 114

平时不重视，谁都"癌"莫能助 ………………………… 121

攻守之道，何时能了 …………………………………… 126

半夜还得上班，这谁顶得住 …………………………… 136

工作单调，状态不能单调 ……………………………… 140

电脑办公族，这些健康窍门要记住 …………………… 144

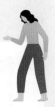

没了健康，赢了又如何

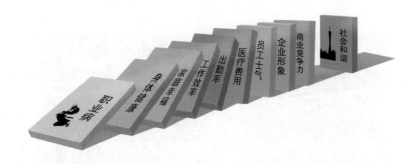

　　如果长期在高强度的压力下工作，不少人的心理和生理健康就可能会相继出现问题。"我太难了"是否成为了不少人的心声呢？

　　与职业健康相关的术语有职业卫生、劳动卫生、工业卫生、放射卫生、职业医学等，不同表述的定义之间有一定差异。通俗点理解，就是要关注工作中各种有害健康的因素，通过识别和评估，采取有效手段进行控制，达到保护劳动者身心健康的目的。

　　不得不说，很多人仗着自己年轻，对健康危害因素一点也不重视，直到"劳累"得病才后悔。人生每一天都是现场直播，没有从头再来，只有重视职业健康，才能不为今后埋下病根。

　　中国是世界上劳动人口最多的国家，2018年我国就业人口达7.76亿人，多数劳动者职业生涯超过其生命周期的二分之一。在繁忙的都市，用"眼睛一睁，开始竞争"形容职场人士的生活状态再贴切不过。

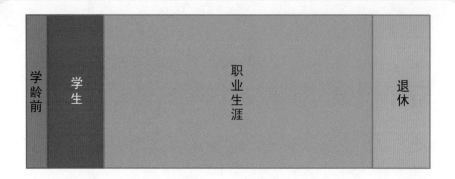

有些职业需要人们长时间坐在电脑前，久而久之，他们大多患上了颈椎病、腱鞘炎，甚至还有些人年纪轻轻就患上了糖尿病。

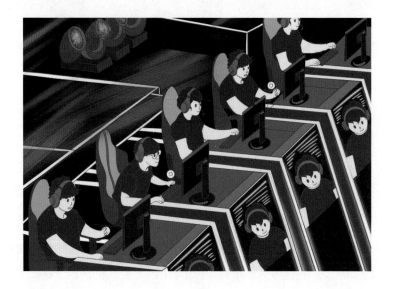

很多人平时不重视培养健康的生活和工作习惯，"人到中年不得已，保温杯里泡枸杞"，这句话虽有开玩笑的成分，但是它道破中年职场人士的无奈。

不良劳动条件，可以影响劳动者的生命质量，甚至危及健康和生命。劳动条件包括生产工艺过程、劳动过程和生产环境三个方面，影响职业健康的有害因素也是从这三个方面而来。

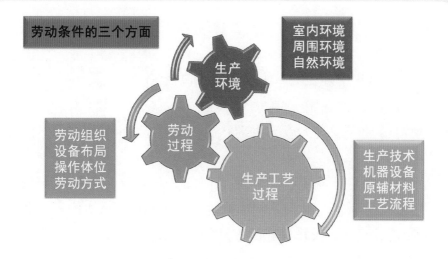

1. 生产工艺过程

生产工艺过程中的危害因素可以分为三类,分别是物理因素、化学因素和生物因素。这里先用示意图表示,后面向大家逐一展开讲解。

	生产工艺过程中的危害因素分类	
1	物理因素	因生产工艺造成的异常气象(如高温、低温、高湿、高气压、低气压)、噪声、振动、非电离辐射(如可见光、紫外线、红外线、射频辐射、激光)、电离辐射(如X射线、γ射线)等
2	化学因素	原料、中间品、成品及这些物质在生产过程中产生的废气、废水和废渣等。通常以粉尘、烟、雾气、蒸气或气体的形态遍布于生产作业场所
3	生物因素	炭疽杆菌、霉菌孢子、布鲁氏菌、森林脑炎病毒等,以及生物病原体对医务人员和警察的职业性传染等

2. 劳动过程

劳动过程中存在的有害因素主要包括：

(1)劳动组织和作息制度不合理。

(2)劳动强度过大或与生理状况不相适应，导致精神(心理)过度紧张等。

(3)劳动工具设计不科学，或长时间处于某种不良体位，导致个别器官或系统过度紧张。例如修理工、搬运工强迫体位导致的下背痛；长时间站立人员导致的下肢静脉曲张；歌唱家发音器官长时间过度紧张引起的声带水肿及声带小结等。

3. 生产环境

生产环境中存在的有害因素主要包括：

(1)厂房建筑不合理，将有害工序和无害工序安排在同一个车间，导致互相干扰。

(2)自然环境中的有害因素，如夏季高温和冬季低温等。

上述这些不良劳动条件，可以用一首打油诗来帮助记忆。

世间金钱诚可贵，健康才是真宝贝；
工艺过程很重要，生产环境别小瞧；
劳动组织巧支招，老板员工齐欢笑。

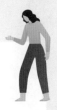

职业病,离我们有多遥远

职业病是什么？程序员的颈椎病、会计的眼干燥症、教师的静脉曲张……其实,这些只是广义的职业病。

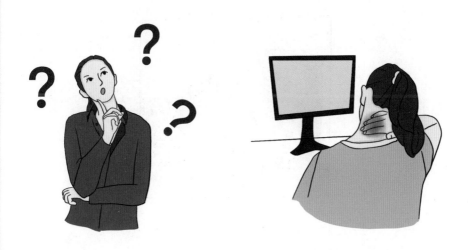

法定的职业病在《中华人民共和国职业病防治法》中有明确的定义：职业病,是指企业、事业单位和个体经济组织等用人单位的劳动者在职业活动中,因接触粉尘、放射性物质和其他有毒、有害因素而引起的疾病。

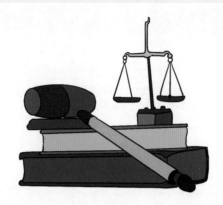

举例一：建筑行业在建设或者拆除过程中，往往会产生粉尘悬浮在空气中，如果没有做好粉尘防护，建筑工人会吸入这些粉尘。短时间内可能对健康影响不明显，但长时间吸入这些生产性粉尘，有可能患上职业性尘肺病。

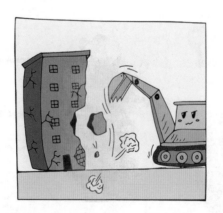

举例二：每天上班时车间里的机器都在你耳边大声轰鸣，如果不做好防护，日积月累，你就会患上职业性噪声聋。

目前我们国家的法定职业病共分为 10 大类 132 种。

职业病分类和目录

一、职业性尘肺病及其他呼吸系统疾病

（一）尘肺病

1. 矽肺
2. 煤工尘肺
3. 石墨尘肺
4. 炭黑尘肺
5. 石棉肺
6. 滑石尘肺
7. 水泥尘肺
8. 云母尘肺
9. 陶工尘肺
10. 铝尘肺
11. 电焊工尘肺
12. 铸工尘肺
13. 根据《尘肺病诊断标准》和《尘肺病理诊断标准》可以诊断的其他尘肺病

（二）其他呼吸系统疾病

1. 过敏性肺炎
2. 棉尘病
3. 哮喘
4. 金属及其化合物粉尘肺沉着病（锡、铁、锑、钡及其化合物等）
5. 刺激性化学物所致慢性阻塞性肺疾病
6. 硬金属肺病

二、职业性皮肤病

1. 接触性皮炎
2. 光接触性皮炎
3. 电光性皮炎
4. 黑变病
5. 痤疮
6. 溃疡
7. 化学性皮肤灼伤
8. 白斑
9. 根据《职业性皮肤病的诊断总则》可以诊断的其他职业性皮肤病

三、职业性眼病

1. 化学性眼部灼伤
2. 电光性眼炎
3. 白内障（含放射性白内障、三硝基甲苯白内障）

四、职业性耳鼻喉口腔疾病

1. 噪声聋
2. 铬鼻病
3. 牙酸蚀病
4. 爆震聋

五、职业性化学中毒

1. 铅及其化合物中毒（不包括四乙基铅）
2. 汞及其化合物中毒
3. 锰及其化合物中毒
4. 镉及其化合物中毒
5. 铍病
6. 铊及其化合物中毒
7. 钡及其化合物中毒
8. 钒及其化合物中毒
9. 磷及其化合物中毒
10. 砷及其化合物中毒
11. 铀及其化合物中毒
12. 砷化氢中毒
13. 氯气中毒
14. 二氧化硫中毒
15. 光气中毒
16. 氨中毒
17. 偏二甲基肼中毒
18. 氮氧化合物中毒
19. 一氧化碳中毒
20. 二硫化碳中毒
21. 硫化氢中毒
22. 磷化氢、磷化锌、磷化铝中毒
23. 氟及其无机化合物中毒
24. 氰及腈类化合物中毒
25. 四乙基铅中毒
26. 有机锡中毒
27. 羰基镍中毒
28. 苯中毒
29. 甲苯中毒
30. 二甲苯中毒
31. 正己烷中毒
32. 汽油中毒
33. 有机氟聚合物单体及其热裂解物中毒
34. 二氯乙烷中毒
35. 四氯化碳中毒
36. 氯乙烯中毒
37. 三氯乙烯中毒
38. 氯丙烯中毒
39. 氯丁二烯中毒
40. 苯的氨基及硝基化合物（不包括三硝基甲苯）中毒
41. 三硝基甲苯中毒
42. 甲醇中毒
43. 酚中毒
44. 五氯酚（钠）中毒
45. 甲醛中毒
46. 硫酸二甲酯中毒
47. 丙烯酰胺中毒
48. 二甲基甲酰胺中毒
49. 有机磷中毒
50. 氨基甲酸酯类中毒
51. 杀虫脒中毒
52. 溴甲烷中毒
53. 拟除虫菊酯类中毒
54. 铟及其化合物中毒
55. 溴丙烷中毒
56. 碘甲烷中毒
57. 氯乙酸中毒
58. 环氧乙烷中毒
59. 氨基磺酸铵中毒
60. 上述未提及的与职业有害因素接触之间存在直接因果联系的其他化学中毒

六、物理因素所致职业病

1. 中暑
2. 减压病
3. 高原病
4. 航空病
5. 手臂振动病
6. 激光所致眼（角膜、晶状体、视网膜）损伤
7. 冻伤

七、职业性放射性疾病

1. 外照射急性放射病
2. 外照射亚急性放射病
3. 外照射慢性放射病
4. 内照射放射病
5. 放射性皮肤疾病
6. 放射性肿瘤（含矿工高氡暴露所致肺癌）
7. 放射性骨损伤
8. 放射性甲状腺疾病
9. 放射性性腺疾病
10. 放射性复合伤
11. 根据《职业性放射性疾病诊断标准（总则）》可以诊断的其他放射性损伤

八、职业性传染病

1. 炭疽
2. 森林脑炎
3. 布鲁氏菌病
4. 艾滋病（限于医疗卫生人员及人民警察）
5. 莱姆病

九、职业性肿瘤

1. 石棉所致肺癌、间皮瘤
2. 联苯胺所致膀胱癌
3. 苯所致白血病
4. 氯甲醚、双氯甲醚所致肺癌
5. 砷及其化合物所致肺癌、皮肤癌
6. 氯乙烯所致肝血管肉瘤
7. 焦炉逸散物所致肺癌
8. 六价铬化合物所致肺癌
9. 毛沸石所致肺癌、胸膜间皮瘤
10. 煤焦油、煤焦油沥青、石油沥青所致皮肤癌
11. β-萘胺所致膀胱癌

十、其他职业病

1. 金属烟热
2. 滑囊炎（限于井下工人）
3. 股静脉血栓综合征、股动脉闭塞症或淋巴管闭塞症（限于刮研作业人员）

职业病的发生其实是有条件的，通常受到有害因素的性质、作用于人体的量以及个体健康状况三方面影响。

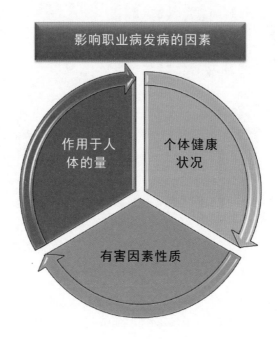

1. 有害因素性质

有害因素的物理化学特性与职业病的发生关系密切。乍一听可能不明白，那么我们来举两个简单的例子：小曹是工厂的车间工人，在日常工作中需要长期接触苯、正己烷、乙酸甲酯等多种化学品，这些化学品的挥发性大小决定了它们有多少会挥发到车间空气中，也就影响着小曹在工作期间会吸入多少有害气体，同时化学品的分子结构不一样，导致的健康影响也有很大的差别；再比如，同样是电磁辐射，放射性的 X 射线和非放射性的手机电磁波对人的健康影响也是不一样的。

2. 作用于人体的量

仅仅存在有害因素还不足以引发职业病，职业病的发生是一个量变到质变的过程，也就是还取决于作用到人体的量。有害因素对人体的损害与量或强度有关，因此在诊断大多数职业病时，需要有作用浓度或强度的估计。此外，在同样的浓度或强度下，长时间接触和短时间接触导致的健康损害也会不同。例如空气中有害物质浓度在卫生标准限值以下时，通常认为是安全的，而尘肺病，往往是长期吸入矿物性粉尘所累积的结果。

3. 个体健康状况

在同样的职业环境下，身体素质好、抵抗力强的人患病概率相对较低。这就很好地解释了为什么在同样的暴露环境下，有的人较容易患病，有的人则没有明显症状或不患病。

根据以上诱发职业病的三个条件，可以延伸出职业病的五个特点。

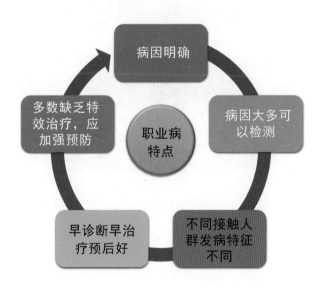

可以看出，职业病并不是指在工作中所患的所有疾病，而是需要满足特定条件及特征的。大家在工作中应当注意做好防范，避免发生职业病而影响身体健康和生活质量。

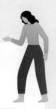

你得了职业病？不,那是工作有关疾病

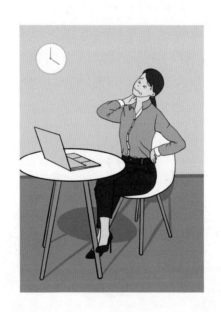

当你某天发现自己年纪轻轻就腰椎间盘突出；当你某天发现自己时常会腰酸背痛,你以为你得了职业病？不一定,你可能是得了工作有关疾病。

1. 什么是工作有关疾病

广义地说,职业病也属于工作有关疾病,但一般所称工作有关疾病,与职业病有所区别。工作有关疾病这一概念是在 1973 年世界卫生组织（WHO）召开的环境与健康专家会议的报告中被提出的，在此之后就被广泛用于各类卫生、医疗与健康相关的国际会议上。工作有关疾病是与多种因素有关的疾病，在职业活动中，由于职业性有害因素等多种因素的影响，导致劳动者患上某种疾病或使潜在疾病显露或原有疾病加重。

工作有关疾病也可以简单理解为与工作有关联的疾病、伤害等健康问题，举个例子：出租车司机长期工作饮食不规律导致的胃肠道疾病，就算是一种工作有关疾病。

工作有关疾病有以下几个特点：

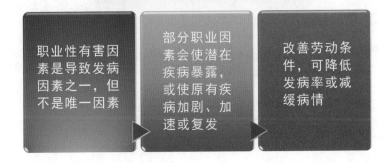

（1）工作有关疾病的病因往往是多因素的，工作环境与其他危险因素联合起作用，职业病危害因素虽然是工作有关疾病发生发展中的因素之一，但不是唯一因素。

（2）部分职业因素可能影响健康，从而促使潜在疾病暴露或使已有的疾病病情加剧、加速或复发。例如部分慢性支气管炎患者，日常生活中吸烟、空气污染和呼吸道反复感染可能是主要病因，若在工作中接触到少量空气污染物，即使这些污染物在卫生标准限值以下，也可能会使他的病情加剧。

（3）在控制或改善劳动条件之后，可以使疾病的发病率降低或使病情减缓。例如久坐导致的腰椎病，当你更换一把符合工效学的椅子，纠正不正确的坐姿后，腰椎病的发生概率就会下降，或者你的腰椎不适就会得到很大程度的缓解。

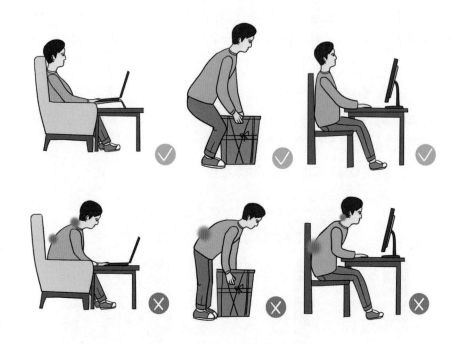

2. 工作有关疾病和职业病有什么不同

工作有关疾病和职业病十分相似，都是受职业因素影响而导致的身体疾患，但通常我们将工作有关疾病和法定职业病区分开来看。那么到底应该怎样区分工作有关疾病和法定职业病呢？送你两个小窍门：

首先，看看是什么原因导致患病。工作有关疾病的诱发因素除了职业因素之外还存在许多其他因素，但职业病通常是由职业病危害因素直接导致的疾病。例如原本爱熬夜追剧的小王本来就消化不好，参加工作之后，长期出差饮食不规律最后导致慢性胃炎，那么这就是工作有关疾病，因为除了工作以外，导致小王胃炎的还有熬夜等不良生活习惯。而原本健康的老张在煤矿工作，长期吸入大量粉尘导致尘肺病，这就是职业病，因为工作环境中的粉尘是导致老张患尘肺病的直接原因。其次，利用职业病分类和目录来区分。在前面的章节内容中给出了我国目前法定《职业病分类和目录》清单，这也可以帮助我们将工作有关疾病和职业病区分开来。

3. 常见的工作有关疾病有哪些

一起来看看专业人士怎么给调皮的工友们科普答疑吧。

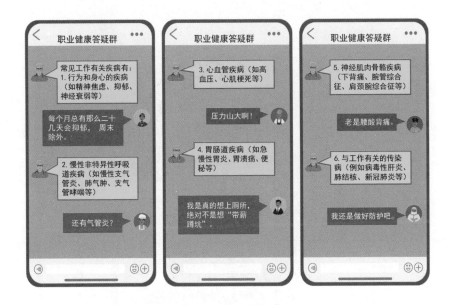

最后给大家总结两句话：工作有关疾病不等于职业病。莫抽烟，别烦躁，少玩手机早睡觉。

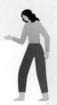

如果在古代，你拿什么拯救大家

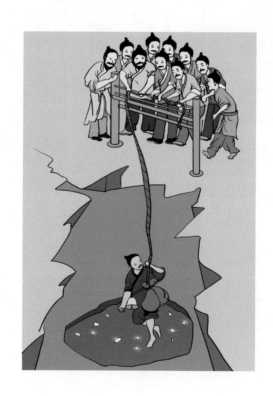

中国文化博大精深，古代对职业健康已经有一定的认识，以化学中毒为例，宋朝孔平仲在《孔氏谈苑》中曾记载："后苑银作镀金，为水银所熏，头手俱颤。卖饼家窥炉，目皆早昏。贾谷山采石人，石末伤肺，肺焦多死。铸钱监卒无白首者，以辛苦故也。"说明古人已观察到镀金的工人被水银熏了后，头、手会颤抖；如果长时间盯着炼炉，眼睛也会过早看不清；采石人在采石时因吸入很多石末粉尘，会导致肺部损伤而死亡，这也是早期关于硅沉着病的记载，也反映出古时采矿和冶炼工人的工作环境非常艰苦，都是在冒着生命危险挣血汗钱。

到了明清时期，人们对采矿过程中存在的环境问题和有害气体有了更深入的认识。李时珍在《本草纲目》中也有记载："铅生山穴石间，人挟油灯，入至数里，随矿脉上下曲折斫取之，其气毒人，若连月不出，则皮肤痿黄，腹胀不能食，多致疾而死。"说明当时人们对铅中毒也有了一定的认识。

古人在预防职业危害，尤其是防止中毒和伤亡方面，在实践中也逐渐积累了一定的经验。《诸病源候论》中记载："凡古井、冢及深坑阱中，多有毒瓦斯，不可辄入，五月、六月间最甚，以其郁气盛故也。若事辄必须入者，先下鸡、鸭毛试之，若毛旋转不下，即是有毒，便不可入。"

明朝宋应星所著的《天工开物》是一部较早关于农业和手工业生产的综合性著作，书中对一些劳动者的职业性危害和防控有图文并茂的记载。例如在描述采煤工人下井取煤的过程时记载："凡取煤经历久者，从土面能辨有无之色，然后掘挖，深至五丈许方始得煤。初见煤端时，毒气灼人，有将巨竹凿去中节，尖锐其末，插入炭中，其毒烟从竹中透上。"

《天工开物》在第十八卷珠玉相关章节中对井下作业的防护也有形象生动的描述："凡产宝之井即极深无水，此乾坤派设机关。但其中宝气如雾，氤氲井中，人久食其气多致死。故采宝之人，或结十数为群，入井者得其半，而井上众人共得其半也。下井人以长绳系腰，腰带叉口袋两条，及泉近宝石，随手疾拾入袋（宝井内不容蛇虫）。腰带一巨铃，宝气逼不得过，则急摇其铃，井上人引絙提上，其人即无恙，然已昏瞀。止与白滚汤入口解散，三日之内不得进食粮，然后调理平复。"

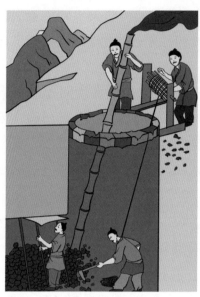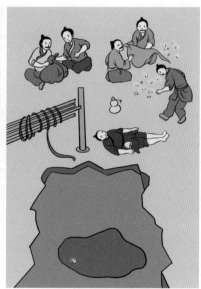

同一时期的孙廷铨则在《颜山杂记》中记载了防止井下中毒的判断和通风预防措施："凡行隧者，前其手，必灯而后之。井则夜也，灯则日也。冬气既藏，灯则炎长，夏气强阳，灯则闭光。是故凿井必两，行隧必双，令气交通，以达其阳。"

在欧洲，古希腊医学家希波克拉底就曾告诫他的同事注意观察环境，以了解病人所患疾病的根源。随着工业化的发展，到了近现代，职业医学才作为一门学科逐渐发展起来。意大利的拉马兹尼被誉为职业医学之父，他在《论手工业者的疾病》中回顾了中世纪各种行业存在的职业健康问题，描述了威尼斯制镜工人汞中毒导致的神经行为症状等多种职业健康问题，并提出医生在询问病史时，必须询问病人"从事什么职业"。

美国的汉密尔顿是第一位从事职业医学专业的美国医生，在1925年出版的《美国工业中毒》一书中，系统讲述了各种职业性中毒的原因及其对人体的损害。同一时期英国的亨特在《职业病》一书中也十分强调医生要去了解"环境"和"群体"的重要性。他建议职业病医生在询问病史时应当加问一句"同一工种其他工人是否有类似疾病"，较早注意到职业病的"群发"特点，对职业病的研究产生了重要影响。

可以看出，人们在实践过程中已经总结了很多实用的职业健康知识。

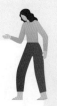

打工人，健康需要守护

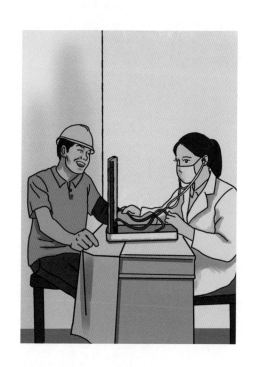

　　随着我国卫生法律体系的不断完善，劳动者的健康权利越来越受到重视。很多人认为生病都是自己的责任，但实际上，用人单位对劳动者的职业病预防负主体责任。

　　不同职业往往具有相应特征性职业病，例如煤矿工人在日常工作中接触粉尘，容易引起职业性尘肺病；纺织工人在车间长期接触噪声，容易导致职业性噪声聋。这些危害因素通常是生产过程中产生或存在的，因此，用人单位有义务为劳动者创造一个健康的工作环境。职业健康相关的法规和标准等可以说是劳动者的健康守护者，今天我们就来科普一下大家比较受关注的职业健康检查与职业病的诊断。

1. 职业健康检查

《中华人民共和国职业病防治法》有明确规定：对从事接触职业病危害作业的劳动者，用人单位应当按照国务院卫生行政部门的规定组织上岗前、在岗期间和离岗时的职业健康检查，并将检查结果书面告知劳动者。职业健康检查费用由用人单位承担。

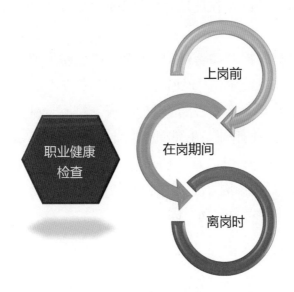

可以看出，国家非常重视劳动者的身体健康，专门以法律的形式明确了劳动者在上岗前、在岗期间和离岗时要进行职业健康检查。看上去好像有点烦琐，但实际上它们在保护员工健康方面有不同的侧重和目的。

上岗前进行的职业健康检查，就是大家通常所说的员工入职体检，目的是了解新入职员工是否有职业禁忌证，是否适合将要从事的岗位，从而保护劳动者身体健康。举个大家都明白的例子，如果一旦在考驾照前被检查出患有红绿色盲，那么他就不适宜当司机，否则就会变成"马路杀手"。

由于很多职业病目前没有特效治疗方法，特别是重度职业病患者往往难以完全康复，导致留下伤残。因此，在岗期间对劳动者进行定期职业健康检查，能够早期发现健康损害，早期进行干预和及时治疗，这也是保障劳动者身体健康的重要措施。

在离开有害工作岗位时（调换岗位或离职），也应进行职业健康检查，这项检查对劳动者和企业有双重保障功能。对劳动者来说，可及时发现是否患上职业病；对用人单位来说，则可以判断员工在离岗前是否已存在健康损害，以便以后发现职业病时分清责任单位。

为了切实保护劳动者健康，法律还进一步明确了用人单位的责任，规定了未经上岗前职业健康检查的劳动者，用人单位不得安排其从事接触职业病危害的作业；不得安排有职业禁忌证的劳动者从事其所禁忌的作业；在岗期间职业健康检查中，如果发现有与岗位相关的健康损害时，应当将劳动者调离原工作岗位，并妥善安置；对没有进行离岗时职业健康检查的劳动者，用人单位不得解除或者终止与其订立的劳动合同。

2. 职业病诊断

虽然政府出台了很多规定来保护大家健康，但如果真的怀疑患上了职业病，就应当争取早诊断、早治疗。与其他临床疾病的诊断相比，职业病的诊断在程序上有其特殊性。首先是诊断机构的选择，劳动者可以在用人单位所在地、本人户籍所在地或者经常居住地进行职业病诊断。法律也明确规定了承担职业病诊断的医疗卫生机构不得拒绝劳动者进行职业病诊断的要求。

　　地方找到了,劳动者要带什么材料去诊断呢? 除了向诊断窗口出示身份证和填写诊断登记信息外,还需要以下证明材料:一是自己健康受到损害的证明,例如体检结果(职业健康检查结果)、病历、医学检验、检查结果、疾病诊断证明等;二是与企业的劳动关系证明,例如劳动合同、工作证、用人单位证明等。其他的证明材料如职业健康监护档案、工作场所职业卫生资料等,如果劳动者无法获取,可以由用人单位提供。

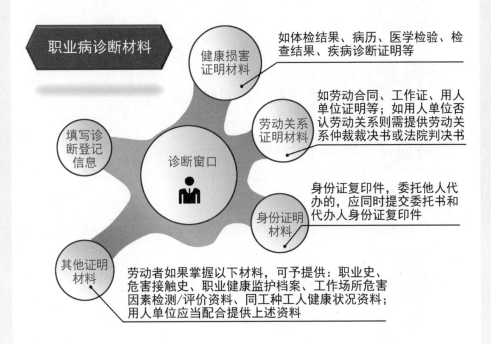

职业病诊断材料

健康损害证明材料
如体检结果、病历、医学检验、检查结果、疾病诊断证明等

劳动关系证明材料
如劳动合同、工作证、用人单位证明等；如用人单位否认劳动关系则需提供劳动关系仲裁裁决书或法院判决书

填写诊断登记信息

诊断窗口

身份证明材料
身份证复印件,委托他人代办的,应同时提交委托书和代办人身份证复印件

其他证明材料
劳动者如果掌握以下材料,可予提供：职业史、危害接触史、职业健康监护档案、工作场所危害因素检测/评价资料、同工种工人健康状况资料；用人单位应当配合提供上述资料

　　诊断机构在收齐材料后就会进入诊断程序,为了让大家看明白诊断的各流程环节,我们绘制了诊断流程图,帮助大家了解整个职业病诊断过程。

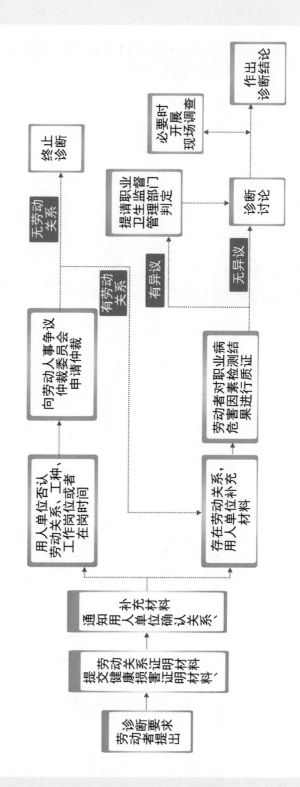

职业病诊断流程图

劳动者提出诊断要求

提交劳动关系、健康损害证明材料（材料）

通知用人单位确认关系（补充材料）

用人单位否认劳动关系、工种、工作岗位或者在岗时间

有劳动关系 → 向劳动人事争议仲裁委员会申请仲裁

无劳动关系 → 终止诊断

存在劳动关系，用人单位补充材料

劳动者对职业病危害因素检测结果进行质证

有异议 → 提请职业卫生监督管理部门判定

无异议 → 诊断讨论

必要时开展现场调查

作出诊断结论

3. 职业病诊断常见问题

（1）所有的诊断资料都要劳动者提交吗？

如果怀疑自己得了职业病，首先要证明自己的健康受到了损害，提供体检结果、病历、医学检验、检查结果、疾病诊断证明等。职业健康监护档案、工作场所职业卫生资料等如果本人无法获取的，可以由用人单位提供。用人单位对劳动者的职业健康监护档案、工作场所职业卫生管理和法定资料承担主要举证责任。

（2）用人单位否认劳动关系怎么办？

这种情况劳动者可以向当地劳动人事争议仲裁委员会申请仲裁。

希望广大工友们务必关爱自己的身体，在工作中做好防护，履行自身义务，才能有效减少职业病的发生。

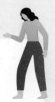

找工作，你能随心所欲吗

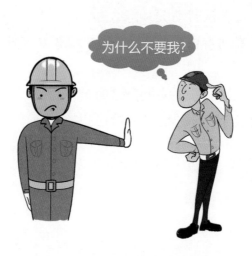

　　找个好工作，是人生中必不可少的话题，每个人一生中不可或缺的环节。从小学，甚至从幼儿园，为了让我们不输在起跑线上，父母就开始使出浑身解数，让我们接受更好的教育，学习更多的才艺，说到底，都是为了让我们在找工作时有更多的选择。仔细咀嚼一下，这里说的是"更多的选择"而不是"任意选择"。其实，在你选择职业的同时，"职业"也在选择你，有的职业对你来说可能无法胜任，甚至存在危险，需要格外小心。还记得前面说上岗前职业健康检查的目的是什么吗？

　　有点诧异吧，千辛万苦找到的工作，总算过五关斩六将脱颖而出了，入职体检居然说有职业禁忌证？是的，你没听错。很多职业都规定了职业禁忌证。例如造血系统疾病是接触苯作业的职业禁忌证；活动性肺结核是接触粉尘作业的禁忌证；恐高症、眩晕症等对于高处作业均属职业禁忌证。

那这些禁忌证到底是怎么规定的呢？职业禁忌证的专业解释是劳动者从事特定职业或者接触特定职业病危害因素时，比一般职业人群更易于遭受职业病危害和罹患职业病，或者可能导致原有自身疾病病情加重，或者在作业过程中诱发可能导致对他人生命健康构成危险的疾病的个人特殊生理或病理状态。

概念没看懂？不要紧，我们来聊一聊职业禁忌证是怎样判定的，你就清楚了。

1. 躲着点让你敏感的危害因素

某些疾病、特殊病理或生理状态，在接触特定职业病危害因素时身体更容易吸收（从而增加了身体内剂量），或者对这些危害因素易感，比一般职业人群更容易发生该种危害因素所致的职业病。我们用食物来类比解释一下，小红是易胖体质，但她又偏对美食爱得深，那些多油多糖的美食就是小红的"冤家"，惹不起就得躲着点，否则体重超重是早晚的事。同样，如果你是噪声敏感者，噪声作业对你就属于职业禁忌证，想想你每天听着车间的隆隆声，你比其他人更容易发生职业性噪声聋，因此还是建议调换到非噪声作业的岗位。

2. 避免病情加重

在某些疾病、特殊病理或生理状态下，接触特定职业病危害因素能使劳动者原有疾病的病情加重。这让我们想起了肺结核，患有活动性肺结核的朋友们，如果从事接触粉尘的工作，可能会使你的肺结核病情进一步加重。

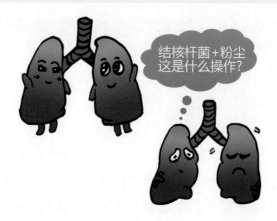

3. 避免诱发疾病

在某些疾病、特殊病理或生理状态下接触特定职业病危害因素后能诱发潜在疾病。支气管哮喘的人容易出现反复发作的喘息、气促、胸闷、咳嗽等症状。有害气体是工作场所中常见的有害因素，如果有氨气、氯气、二氧化硫等刺激性气体或者甲苯二异氰酸酯（TDI）等异氰酸酯类变应原的存在，容易诱发有些员工的支气管哮喘。身体最重要，在上岗前进行职业健康检查的时候，千万要听医疗体检机构的建议，为自己的健康多考虑考虑，万不可蛮干，否则等待你的不是人生规划，而是职业病。

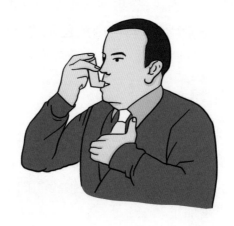

4. 保护下一代健康

某些疾病、特殊病理或生理状态下接触特定职业病危害因素会影响子代健康。例如我们国家的《女职工劳动保护特别规定》，详细规定了女职工在孕期和哺乳期禁忌从事的劳动范围。女职工在孕期和哺乳期禁止从事作业场所空气中铅及其化合物、汞及其化合物、苯、镉、铍、砷、氰化物、氮氧化物、一氧化碳、二硫化碳、氯、己内酰胺、氯丁二烯、氯乙烯、环氧乙烷、苯胺、甲醛等有毒物质浓度超过国家职业卫生标准的作业。这就是为了保护下一代的健康。

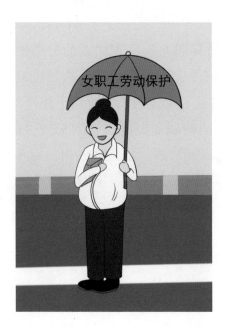

5. 不怕对手强大，就怕队友不给力

某些疾病、特殊病理或生理状态下进入特殊作业岗位会对他人生命健康构成危险。例如电工不能患有红绿色盲，否则就会因为分不清线路颜色导致安全事故，不仅误了事还会伤人。

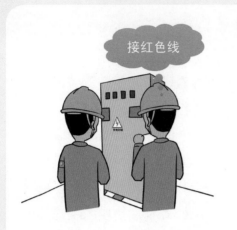
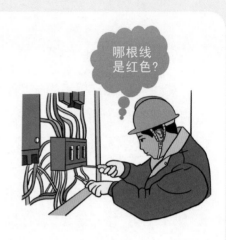

6. 专业意见要重视

依据毒物性质和职业病危害因素的分类情况，专业机构应当结合前面的判定条件进行职业禁忌证的判定，在判定时还应当综合考虑职业暴露特征和个体健康状况给出建议。

总而言之，上岗前职业健康检查的主要目的就是确定有无职业禁忌证。简单点理解，禁忌证考虑的出发点不是歧视你，而是担心你上岗之后对自己和 / 或同事的健康和生命有影响，从而达到保护大家生命健康的目的。

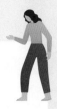

毒物，怎么就进了我的体内

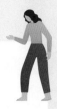

毒物，是在一定条件下，较小剂量就可引起机体暂时或永久性病理改变，甚至危及生命的化学物质。在生产过程中产生的毒物，我们一般称为生产性毒物。

它之所以被称为生产性毒物，是因为它可能产生于生产过程中的各个环节，包括原料、辅助原料、中间产品、成品、副产品、夹杂物或废弃物等多个环节。

生产性毒物可以说无处不在，如果在生产过程中想要控制这些"毒物"，那就要对生产过程的整个环节都严格把关。那我们到底怎样才能避开这些生产性毒物呢？俗话说得好，知彼知己，百战不殆。我们首先得了解生产性毒物的基本特性。

1. 生产性毒物的形态

　　生产性毒物通常以固态、液态、气态或气溶胶的形式存在，不同形态之间有时是可以相互转化的。气态毒物由于形状变化不定，往往是职业健康工作中的重点和难点。

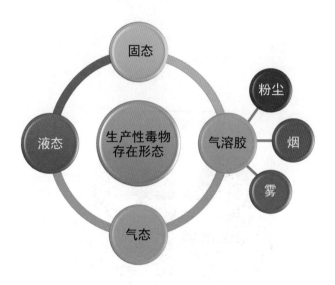

2. 气态毒物

　　气态毒物是常温常压下呈现气态的气体，如燃烧加热过程产生的一氧化碳、二氧化碳、氮氧化物等气体。液态物质挥发或蒸发、固态物质升华时所产生的气体称为蒸气，如加热苯溶液时会产生苯蒸气，熔磷时会产生磷蒸气等。

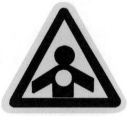

当心有毒气体

　　需要注意的是：当我们在对液体进行加热、搅拌、通气、超声处理、喷雾或增大其表面积等操作时，均可促进其蒸发或挥发，加速液体转化为气体。举个例子，平时我们在吃火锅时，加热炉的温度越高，冒出的蒸气也会随之变多，这就是我们在对液体加热时促进了它的蒸发作用的表现。

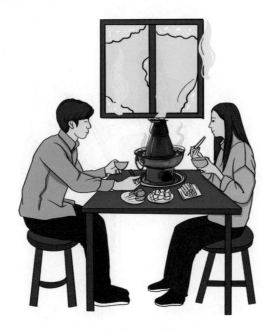

3. 气溶胶

气溶胶主要有三种形式：雾、烟和粉尘。

（1）雾：雾是指悬浮在空气中的液体微滴、通常由蒸气冷凝或液体喷洒而形成。举个例子，我们冬天开车外出时，打开车内暖气会发现车窗开始起雾，这其实是由于车内温度高于车外，车内的水汽在玻璃处遇冷凝结，就在挡风玻璃上形成了雾。

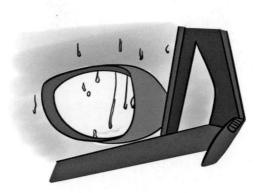

再例如我们在维修汽车时,工人师傅经常需要对车辆进行喷漆,喷出的油漆通常也呈现雾态。

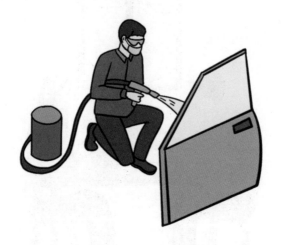

(2)烟:烟通常是指悬浮于空气中直径小于 0.1 微米的固体微粒。有机物加热或燃烧时,往往会产生烟,它能够悬浮在空气中较长时间,我们看到工厂烟囱里排放的通常就是烟。

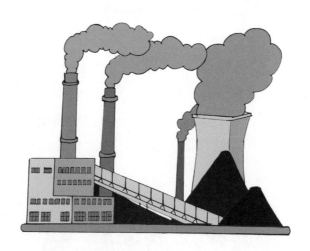

(3)粉尘:粉尘是指能较长时间悬浮于空气中,直径为 0.1~10微米的固体微粒。相信大家还记得学生时代的粉笔灰尘吧,当我们用黑板擦去擦粉笔字时,粉尘也会随之产生,随着空气飘到教室的其他角落,相信大家对此深有体会。

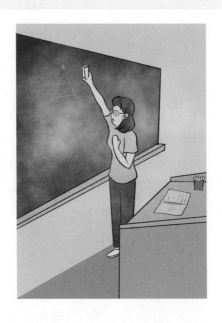

4. 生产性毒物进入体内的过程

大家可能会好奇,这些生产性毒物是通过哪些"通道"进入我们的身体呢? 它们主要通过呼吸道、皮肤和消化道三种途径进入我们体内。

(1)呼吸道:大部分生产性毒物都能够从呼吸道进入人体从而导致中毒,这些经呼吸道进入人体的毒物由于没有经过肝脏的把

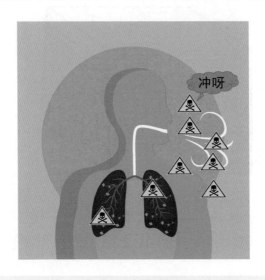

关过滤（即生物转化解毒）过程，能直接进入人体并分布于全身，因此，其毒性作用也起效较快。相信你看到这里已经自觉戴起了身旁的口罩。

气态毒物经呼吸道吸收也会受很多因素影响，但主要与毒物在空气中的浓度有关，浓度越高，进入体内的速度就越快。

（2）皮肤：皮肤具有屏障作用，能够阻挡外来化合物的进入，保护我们的"娇嫩肌肤"。但也有不少毒物能够被皮肤吸收，进入人体引起中毒。

经皮肤吸收的毒物，还须经过两道"大门"。第一道"大门"便是皮肤的角质层，分子量较大的物质（大于300）一般不易透过最外面的角质层。也就是说，"毒物们"拖着"肥胖的身躯"是很难挤过这道门的！除此之外，只要角质层足够厚，外来化合物也没那么轻易就进来。

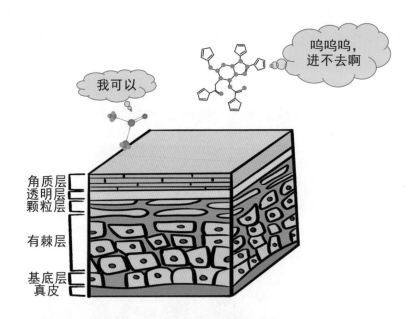

踏过角质层这道"大门"之后，第二道"大门"——"真皮"表示，我们可不是纸老虎哟。由上图我们可以看出，真皮与角质

层之间还有许多的颗粒层，在透入真皮之前，还得经过颗粒层这一关。这些颗粒层为多层膜结构且富含固醇、磷脂，脂溶性物质可透过此层，但水溶性物质难以进入。等毒物到达真皮后，还得同时具有一定的水溶性，否则很难进入真皮的毛细血管。所以，易经皮肤吸收的毒物，往往是同时具有脂溶性和水溶性"双重身份"的物质才行。

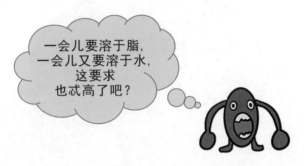

但是，如果皮肤有破损或遭到腐蚀性毒物损伤时，平时不易经完整皮肤吸收的毒物就能够乘机而入，结果可想而知。

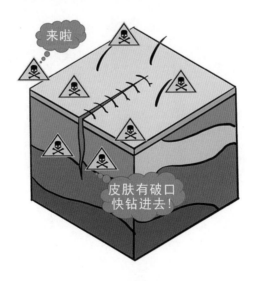

（3）消化道：在工作过程中，毒物直接经消化道进入所导致的中毒比较少见，常见于意外事故。但当个人卫生习惯不良或食物受毒物污染时（例如在车间内饮水、抽烟、进食或饭前不洗手），这些

毒物就可以经消化道进入体内。有的毒物如氰化物，在口腔黏膜处就可以被吸收，可谓是"病从口入"。大家务必要注意自己平时的卫生习惯、职业习惯，不要在车间、生产岗位上吃零食、吃饭、喝水、抽烟等。

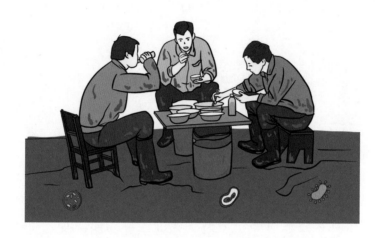

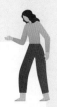

毒物，原来你也有自己的爱好

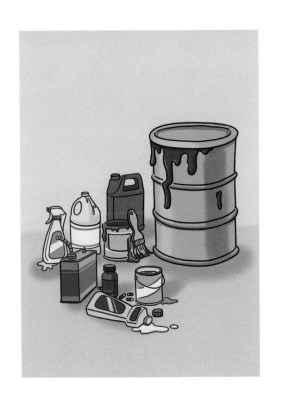

　　化学毒物是很多工作场所常见的危害因素，在这些场所里，即使再不受欢迎，毒物们还是不管不顾、想方设法地闯进了人们的身体。前面我们已经讲述了毒物进入人体的通道，那么现在就来进一步了解毒物进入人体以后是怎么为非作歹吧。

1. 毒物在体内的过程

（1）体内分布：毒物被人体吸收后，随血液循环分布至全身，开始了它的"环游之旅"。毒物聚集到哪些部位主要取决于其进入机体细胞的能力以及与人体组织的结合力。当然，有些毒物也有特定的"打卡点"，例如铅、氟集中于骨骼，一氧化碳集中于红细胞处。随着时间的推移，有些毒物也可能会"厌倦"了原来的地方，寻找新的"打卡点"，从血流量较大的组织器官逐渐转移到血液循环较差的部位。

（2）直接作用或者生物转化：毒物进入机体后，会选择两条不同的中毒线路。线路 A 是毒物直接作用于人体靶器官产生毒性效应，随后以原形排出体外。这条线路最直接，但是比较小众。

毒物作用线路A——直接作用示意图

作用于

毒物　——→　靶细胞

产生毒效应

毒物原形排出

多数毒物会选择热门路线 B，也就是吸收后要经过生物转化，即在体内代谢酶作用下，其化学结构发生改变形成其衍生物及分解产物的过程，也叫代谢转化。有些毒物经过生物转化后，更容易经尿液／胆汁排出体外，同时其毒性得到降低或者消除；但也有不少毒物反其道而行之，毒性经转化后增强或者由无毒变为有毒。许多致癌性化合物如芳香胺、苯并芘等，都是通过代谢转化后被活化的。

毒物作用线路B——生物转化示意图

体内代谢酶

作用于

毒物

化学结构发生改变

形成其衍生物和分解产物

毒性降低或消除　　被活化后毒性增强

（3）毒物的排出：结束了体内的"旅行"，毒物也该离开了，它们通常以原形或其代谢物的形式排出体外。正如毒物从四面八方来，它们走的时候也有不同的途径。

途径 1——肾脏

肾脏是排泄毒物及其代谢物非常有效的器官，成为了许多毒物的最佳选择。毒物经过肾脏的行驶速度不仅会受肾小球滤过率、肾小管分泌和重吸收作用的影响，还会受到毒物分子量、脂溶性、极性和离子化程度的影响。

由于尿液中毒物及其代谢物的浓度与血液中的浓度密切相关，人们可以通过尿液检测来间接衡量体内毒物的负荷情况。

途径 2——呼吸道

部分气态毒物（如乙醚、苯蒸气等）可以直接以原形经呼吸道排出，属于被动扩散。排出的速度受肺泡呼吸膜内外有毒气体的分压差以及通气量影响。

途径3——消化道

肝脏对于那些经胃肠道吸收的毒物十分重要。肝脏是许多毒物的生物转化部位，其代谢废物可直接排入胆汁随粪便排出。

此外，还有途径4、5、6、7……例如，汞可经唾液腺排出；铅、锰、苯可经乳腺进入乳汁排出；铅还可以通过胎盘屏障进入胎儿体内。头发和指甲虽不是排出器官，但也会受到某些毒物的"青睐"，比如铅和砷。

（4）毒物的蓄积：进入机体的毒物，有的只是单纯一次游，有的却选择了"定居"。如果毒物的"定居"部位就是它的攻击目标（靶器官）时，慢性中毒发生的概率就会大大提高。例如，有机汞化合物蓄积于脑组织，就会引起中枢神经系统损害。

就算有些毒物的蓄积部位不是其靶器官，这些器官也可能成为毒物的"储存库"。例如铅就会储存在骨骼里，"储存库"内的毒物处于无活性状态时，可以缓冲毒物的危害；但在某些条件下（如感染、服用酸性药物时），"储存库"内的毒物就会肆无忌惮地进入血液，有可能诱发或加重毒性反应！

2. 影响毒作用的因素

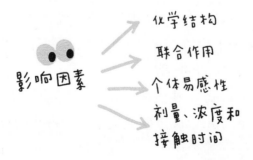

（1）化学结构：通俗来说，就像我们的基因决定了我们的头发

颜色、瞳孔颜色和身高等。毒物的化学结构,也可以看成是它们的"基因",这些"基因"决定了其理化性质,同时也决定了物质参与各种化学反应的能力,进一步也决定了它的生物学作用。

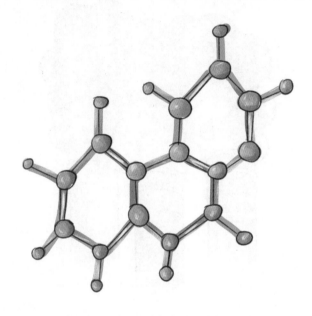

　　毒性越高的毒物不一定就越容易引起中毒,还要看它的理化性质,以及是否与人体接触。理化性质包括了物质的外观、熔点、沸点、酸碱度、相对密度等性质,相信大家在中学物理、化学课中有一定的接触。例如:脂肪族直链饱和烃类化合物的麻醉作用,在3~8个碳原子范围内随碳原子数增加而增强;氯代饱和烷烃的肝脏毒性随氯原子取代的数量增加而增大。毒物的挥发性越高,它就越容易挥发到空气中,人体与它接触时,吸入中毒的可能性就会越大。有些毒物的绝对毒性虽然大,但因为挥发性很小,在现场吸入中毒的危险性并不高。

　　(2)剂量、浓度和接触时间:离开剂量说毒性都是不科学的。打个比方,你喝酒时,通常要喝到一定的量才会喝醉(一杯就醉的除外)。空气中毒物浓度高,接触时间长,如果防护措施不到位,则进入人体的量就大,容易发生中毒。因此,降低空气中毒物的浓度，缩短接触时间，减少毒物进入人体的量，是预防职业中毒的重要环节。

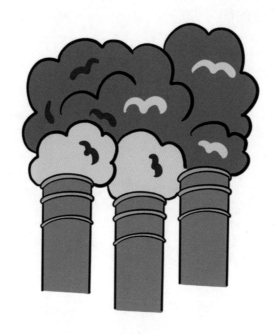

（3）联合作用：毒物想要发挥毒性也不光是它自己说了算。还受到环境中其他有害因素以及温度、湿度等影响。毒物和存在于生产环境中的各种有害因素，可以同时或者先后作用于人体。因此，不能够仅仅考虑毒物本身，还要考虑毒物和其他有害因素的相互影响。例如在高温环境下，毒物的挥发性增加，机体呼吸、循环加快，出汗增多，可以加快毒物的吸收；当体力劳动强度大时，毒物吸收也会相应增多。

（4）个体易感性：不同的人对毒物的毒作用敏感性也不同，也叫易感性。即使在同一个地点接触相同的毒物，不同人的反应也是不一样的。年龄、性别、健康状况、生理状况、免疫状态和个体遗传特征等因素都会对毒作用产生影响。例如葡萄糖-6-磷酸脱氢酶缺陷者，会对溶血性毒物较为敏感，容易发生溶血性贫血。

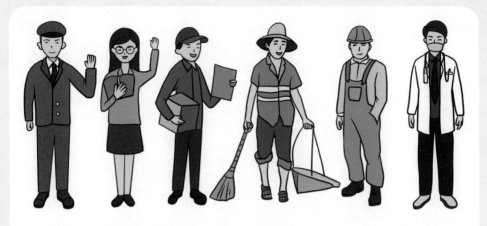

　　但大多数时候我们还不知道自身有什么具体的基因缺陷，因此保护健康最好的方法就是从源头控制这些有毒物质，减少它们进入人体的机会。

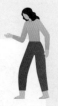

此"铅"非彼"铅"

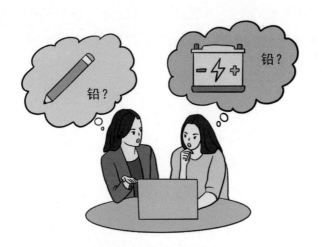

　　小时候天天拿着铅笔画画,手上难免沾上铅笔灰,长辈经常吓唬我们:不要把铅笔放嘴里,要不然会"铅中毒"。后来长大了才知道,原来铅笔的"铅"并不是重金属铅,而是石墨。15世纪石墨矿被发现时,人们因为不清楚它的成分将其称为"黑铅",用这些"黑铅"制成的笔被称为"铅笔"。后来科学家们发现原来它是碳的一种形式,但"铅笔"的名称却一直沿用了下来。

　　而重金属"铅"可就完全不一样了,它属于高毒物品。铅矿开采、破碎、冶炼、铅酸蓄电池和部分油漆颜料在生产过程中都会产生或者使用到铅。这些含铅产品在生产、使用、废弃、回收过程中往往容易造成环境污染和健康损害。

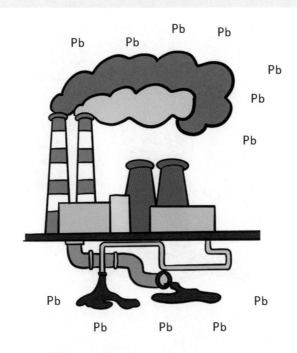

　　究竟铅可以从哪些途径进入人体呢？主要有两种形式：呼吸道吸入和消化道食入。铅及其无机化合物不能通过完整的皮肤，但四乙基铅可通过皮肤和黏膜被吸收。铅经呼吸道吸收较为迅速，氧化铅烟吸入后约有 40% 会进入血循环。铅尘的吸收则取决于颗粒大小和溶解度。经消化道食入的铅化合物有部分通过胃肠道被吸收。

　　食入大量铅化合物会导致急性铅中毒，主要表现为恶心、呕吐、腹绞痛等胃肠道症状。急性铅中毒目前在工业生产中比较少见，较常见的案例是吸入铅烟、铅尘或者食入被污染的食物、饮用水导致的中毒。

　　职业性铅中毒较常见的是慢性中毒，早期主要是乏力、关节肌肉酸痛、胃肠道症状，随着接触增加，会出现头痛、失眠等类神经症状甚至铅中毒性脑病；消化系统的中毒症状常见腹绞痛，多数为突然发作，被称为铅绞痛；对血液系统的影响主要是引起贫血，其发生机制与血红蛋白合成障碍以及溶血有关。

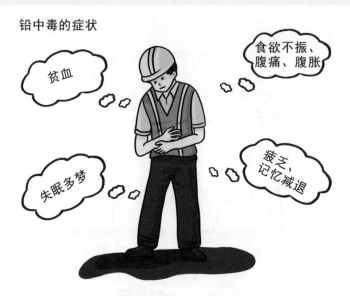

铅中毒的症状

职业性铅中毒的案例时有报道,下面跟随我们的"市民论政"节目来了解一下这些案例吧。

案例一: 关注! 某拆船厂发生多起慢性职业性铅中毒

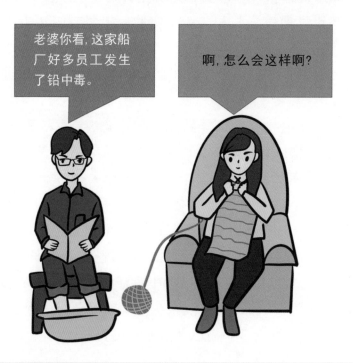

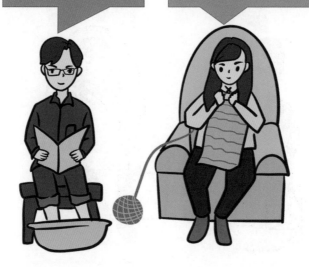

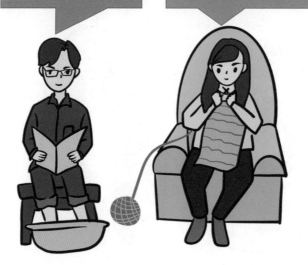

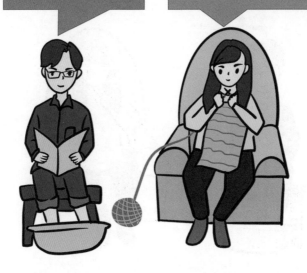

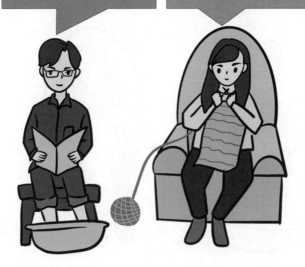

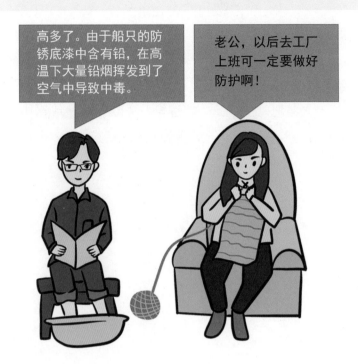

图中的女士问得好,究竟为什么工人们会发生铅中毒呢? 通过调查工人们的工作环境发现,乙炔切割拆解废旧船只的温度高达 1 450℃,由于船只防锈底漆中含有铅,铅在高温作用下挥发到空气中,形成铅烟。工人们在飘浮着大量铅烟的环境中作业,并且没有佩戴有效的防护用品。就像我们吸入汽车尾气一样,铅烟会被吸到肺中,最后在体内堆积,造成铅中毒。

案例二: 又有拆船厂发生慢性职业性铅中毒

据报道,某市医院在 2013 年 7 月收治了一名拆船工人,该患者主要表现为腹痛,经过治疗好转之后,同年 12 月该病人再次入院,这引起了医生的注意。通过询问发现,该工人是该市一家拆船厂的工人。随后,医院将这个案例报告当地疾病预防控制中心。当地疾病预防控制中心意识到问题的严重性,马上组织对该厂其他的拆船工人进行应急体检。

　　不查不知道,一查吓一跳。经检查发现有腹痛、腹胀、便秘等症状的员工有 30 例,28 名工人尿铅值升高,14 名工人血红蛋白值偏低。与案例一相同,该拆船厂也是由于高温加热条件下,铅变成铅烟,随着工人的呼吸进入体内,逐渐累积,最终导致铅中毒。

　　大家不由感叹,良好的防护措施和防病意识是多么重要!

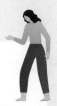

温度计摔下去的那一刻,你会选择逃跑吗

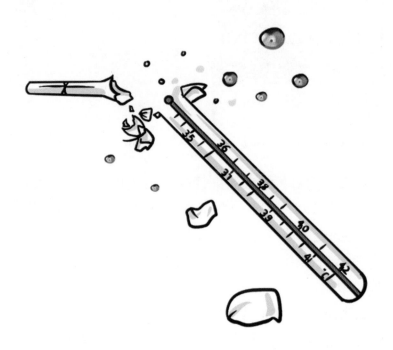

　　妈妈说:"如果手机和温度计同时掉下去,一定要先救温度计!"对待这种破碎的水银温度计,我们到底该拿它怎么办呢?为此,健康小卫士采访了两位同学,听听他们怎么说。

同学 A：

同学 B：

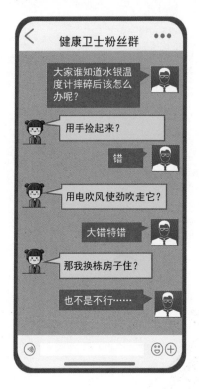

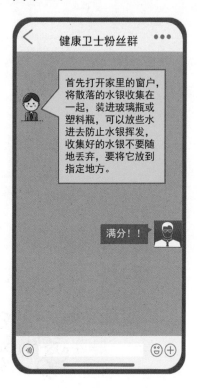

为什么人们对于水银温度计的使用如此谨慎？专家解释道：水银温度计摔碎后，水银会散落在地上，形成很多小珠子到处滚动，随后变身成汞蒸气，附着在衣服、家具、墙壁上，这些汞蒸气是有毒的，吸入呼吸道后可以迅速弥散透过肺泡壁被吸收，吸收率能达到 70% 以上。

那么当温度计在嘴里被咬破，水银又被吞进肚子里该怎么办呀？要马上急救吗？不用急。其实，水银在胃肠道内只是穿肠而过，几乎不会被人体吸收，最后会随着便便被排出体外。这时应做到一检查、二留意。一检查就是检查口腔内有没有残留的玻璃碴儿和水银，应将它们及时清理干净，如果口腔内皮肤被划破流血不止，就要马上到医院处理；如果伤口不大又没有流血，只要注意口腔卫生，不吃坚硬、刺激性食物，很快就可以康复了。二是留意近两天是否有便秘,如果便秘,尽快通便就行。

日常生活中,人们接触到汞的概率并不大,主要还是集中在职业接触。例如汞矿的开采与冶炼;温度计、气压表、血压表、荧光灯的制造和维修;含汞药物及试剂的生产;用汞齐法提取金、银等贵金属等。

工人们自己都不曾想到过,有些活,干着干着,就中毒了。为了和大家一探究竟,我们从职业健康事件档案馆中搬出了特别节目——新闻专栏之"关于汞中毒的那些事"。

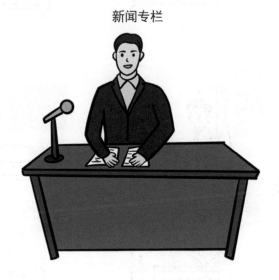

新闻专栏

本期主要内容——某医院收治土法炼汞作坊慢性汞中毒病人10例。

现场报道如下:被收治的10名患者是年龄在34~67岁的男性,他们均在某私人炼汞作坊打工有2~7个月,工作过程中会接触汞。经观察,10名患者均为慢性发病,都有头晕、头痛、乏力、失眠的症状。而且,在不同的患者身上还出现了不同的症状。详情如何,让我们听听其中几位患者怎么说。

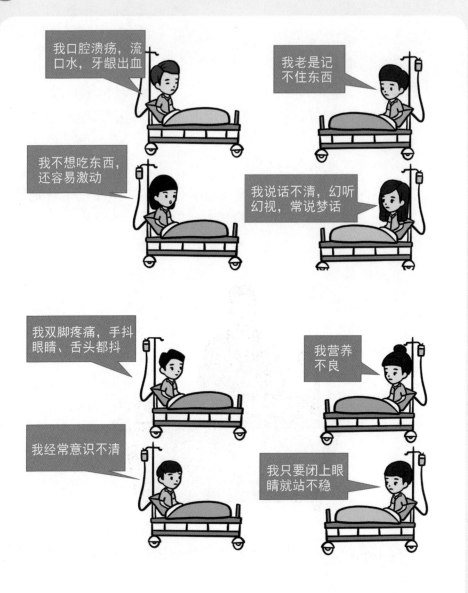

　　在这 10 位患者中,还有一位是慢性重度汞中毒患者。该患者在作坊里工作了两个月,主要负责煮料、发酵、烘干等工序,最后要把生成的汞蒸气通过引流管导入冷却缸。他每天工作 8 小时且无任何的防护措施。但是,一个月后:

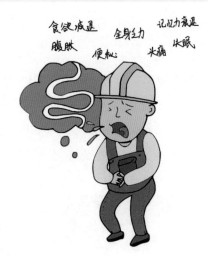

两个月后:

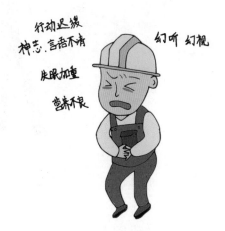

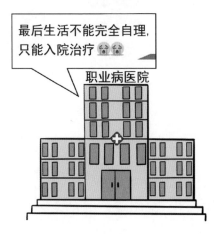

下面是另一则新闻——某医用仪表厂出现"汞中毒"事件。

记者报道,某医用仪表厂惊现"一人幸免,百人哀怨"现象。厂内多人不同程度汞中毒,进一步调查发现该工厂主要生产各式体温计和血压计,在全厂的职工中,直接接触汞的工人多达177人。通过对他们进行健康检查,发现仅一人的尿汞水平处于正常范围,其余176名工人的尿汞水平均超标!

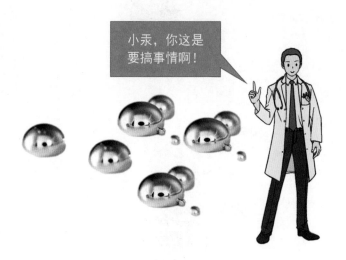

小汞,你这是要搞事情啊!

这些工人大部分都有头痛、头昏、多梦、牙龈出血、口腔炎等症状,其中35人眼睑、舌、手指震颤,25人血小板、白细胞降低。执法人员终究还是"按捺不住",对现场进行了检查,结果发现该工厂现场存在几大误区急需改进(快拿笔记抄下来)。

误区一:生产车间的汞作业、无汞作业、重汞作业与轻汞作业没有隔开,职工的工种没有明确分开,导致职工接触汞的机会增加!

误区二:汞作业车间防护设施缺乏,生产工序均为手工操作,车间无有效的

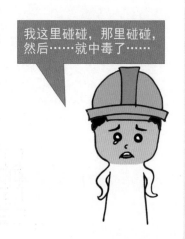

我这里碰碰,那里碰碰,然后……就中毒了……

通风设施进行排毒。

误区三：汞作业车间混乱无序，仪器、杂物交错摆放，工人缺乏职业健康检查和相关培训，没有危害防范意识，在车间内随意饮食抽烟。

最后，栏目组想提醒各位企业负责人，保护员工的健康，真的非常重要啊！

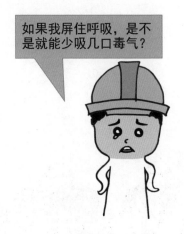

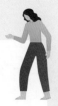

这样的刺激性气体

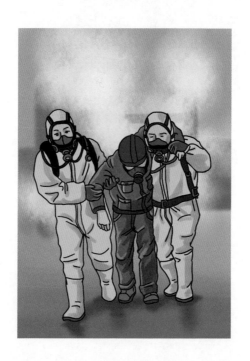

　　刺激性气体，听名字就知道有刺激性作用。"刺激你的眼睛，刺激你的鼻，刺激你的皮肤，刺激你的肺"。听上去就很"刺激"是吧？

　　不要以为刺激性气体就是某一种气体，这个怪物家族可是人丁兴旺，种类繁多，按化学结构就可以分为10多个种类。开家族会议的时候，每一类派一个代表出席会议也得是下面这样的场面。

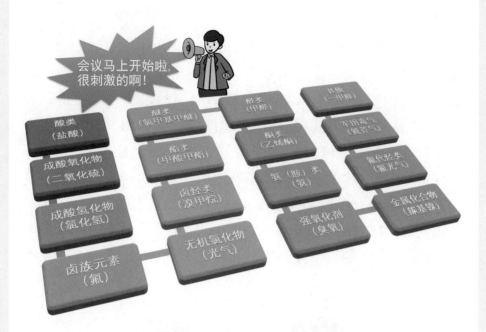

　　毕竟是家族会议嘛，大家都沾亲带故，从列席会议的名单就可以看出来了，大部分成员都与酸、碱、氧化剂等有关。它们有些常态就是气体，有的则是固体或液体，但通过蒸发、升华或挥发后会形成蒸气。由于刺激性气体大多具有腐蚀性，通常它们都被关在密闭的容器或者管道里。但如果管理不规范、人员不遵守操作规程，或者容器、管道等设备被腐蚀而发生跑、冒、滴、漏后，它们就会跑出来伤害人类。有时是很难被发现的气体，有时是烟雾，刺激性气体能攻击我们的眼睛和皮肤，特别喜欢攻击我们的呼吸道黏膜，而且能直接导致呼吸系统结构损伤和急性功能障碍。

　　刺激性气体多是化学工业的原材料或副产品，越来越多的职业需要经常跟它们打交道，突发群体性中毒事故也多由刺激性气体泄漏导致。由于这些气体容易扩散，在遇到火灾、爆炸、泄漏等情况时，除了容易导致周围人群急性中毒，还会污染周围环境。

1. 刺激性气体毒性有多大

一般情况下,刺激性气体的威力与其在水中的溶解度和腐蚀强度息息相关,水中溶解度越大,腐蚀性就越强。水溶性高的毒物(例如氨、氯化氢)容易附着在我们湿润的眼睛和呼吸道黏膜上,很容易就会黏着我们,从而迅速产生刺激作用,出现流泪、流涕、咽痒、呛咳等症状。水溶性中等的毒物(例如氯、二氧化硫)在浓度低时,只会攻击我们的眼睛和上呼吸道,而高浓度时就会攻击整个呼吸道,使我们呼吸不顺畅。而水溶性低的毒物(例如二氧化氮、光气)对上呼吸道的攻击性虽小,但很容易进入呼吸道深部,对肺组织产生刺激性和腐蚀性作用,从而引起化学性肺炎或肺水肿。

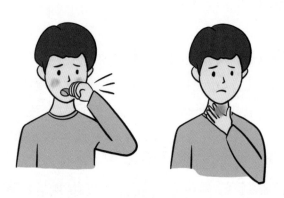

2. 刺激性气体什么时候会出现

由于这些怪物大多都有腐蚀性,所以刺激性气体中毒事件往往发生在生产检修、清洗和爆破等操作过程中。如果不遵守操作规程导致管道或者容器破裂,甚至会引起严重的泄漏或爆炸。

多数刺激性气体都可以压缩成液体,通常使用钢瓶或者槽罐容器储存。由于储存的方式比较特殊,如果这些容器缺乏维护,或者保管、运输时出现失误,它们也很容易泄漏出来。

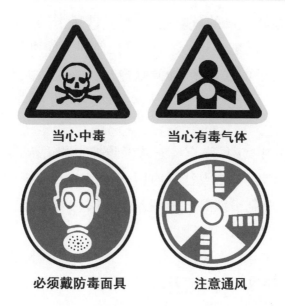

下面是两个刺激性气体中毒的案例。

案例一：在一个寒冷的冬夜，车间工人老张正在例行安全巡查，突然听到液氨储槽区发生一声闷响，透过玻璃看到一片白雾，同时传来了一股刺鼻的气味。他马上意识到危险，多年的经验告诉他这是储存液氨的储罐泄漏了。

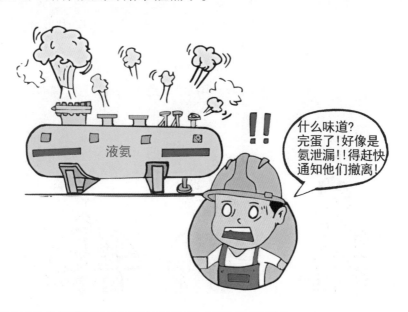

老张知道氨泄漏的危险性,于是立即按下循环压缩机的停机按钮,马上离开现场,同时大声呼喊其他同事撤离。与此同时,部分同事冲到附近的居民区,通知疏散居民。虽然大家处置都很及时,但由于氨气扩散太快,这场事故仍然造成两名员工和附近的两名居民死亡。

这次事故中,工厂没有配备防毒防护服和正压式呼吸器,员工无法做好自我防护,也没法及时阻止现场液氨的扩散。直到消防队员赶来,才控制了液氨的泄漏。但此时的氨泄漏已经对附近的居民区产生了严重影响。

案例二:由于工厂疏忽,作业人员没有及时检修和更换压缩机的石棉垫,导致其突然破裂,引发氨泄漏。最后造成一名工人死亡,另一名工人住院治疗。

看完上述案例,大家一定很好奇,氨是什么?为什么泄漏会造成这么严重的事故?下面我们就一起来认识一下它。

氨,是一种有强烈刺激性臭味的无色气体,极易溶于水形成氨水,同时,它还易燃易爆。它有许多用途,例如制造化肥、用作农业肥料、制造炸药以及合成纤维等工业用途。

当氨接触人体时,会造成人体轻度、中度甚至重度中毒的症状。

氨中毒症状

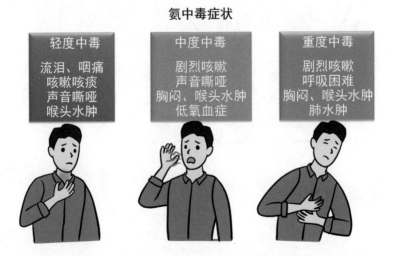

那如果不小心沾上了氨,现场该怎么处理呢? 听听医生怎么说吧!

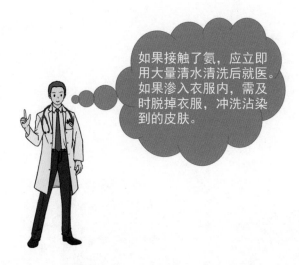

如果接触了氨，应立即用大量清水清洗后就医。如果渗入衣服内，需及时脱掉衣服，冲洗沾染到的皮肤。

在工作中,对于刺激性气体的"刺激"需要严格做好防控,避免泄漏发生中毒。

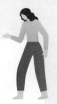

让人窒息的气体

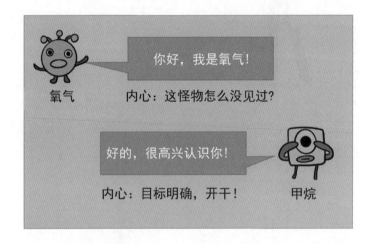

日子还是平淡无奇地过，天天喊着有被生活窒息到的朋友们，你们有没有想过，如果有一天窒息的感觉真的来了，那该怎么办呢？温馨提示：往下看之前多吸两口气哦。

1. 窒息性气体是什么

听名字就让人感到窒息。窒息性气体是指那些吸入机体后，会使氧的供给、摄取、运输和利用发生障碍，让全身组织细胞得不到或者不能利用氧，导致组织细胞缺氧窒息的有害气体。

我们可以把窒息性气体分为两大类：一类为单纯窒息性气体，这类气体本身无毒或者毒性很低，一旦在空气中浓度升高，它们便开始蛮横起来,抢占了氧气该有的位置,从而减少氧气进入体内。常见的有二氧化碳、甲烷、丙烷、氮气等。

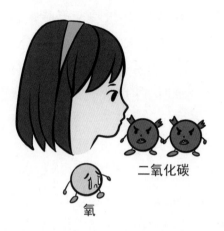

二氧化碳

氧

　　另一类是化学窒息性气体,这类气体并不妨碍氧气进入,但它们混进体内后,便使机体丧失结合氧或利用氧的能力,本该是主角的氧气,却不能拥有自己的"名分",进入人体后从原来的参与者变成了旁观者,最终导致身体缺氧。常见的化学窒息性气体有一氧化碳、硫化氢、氰化氢等。

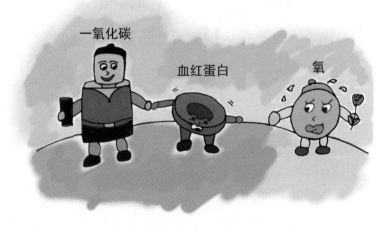

一氧化碳　　　血红蛋白　　　氧

2. 一氧化碳

一氧化碳大家并不陌生，冬天冷空气袭来，除了秋裤、棉袄，还有煤炉、燃气、炭火等都成了大家的取暖神器。与此同时，一氧化碳中毒也悄悄上线。冬季是一氧化碳中毒高发的季节。由于防范意识淡薄，在密闭的空间内使用火炉取暖、吃炭火锅、使用燃气灶具或热水器等时未及时通风，导致一氧化碳聚积引起中毒的案例时有发生。

案例：爷孙二人冬天在家中卧室里被发现离世。警方在现场勘查中发现，卧室内有烧炭的火盆及燃烧的痕迹，房屋门窗完好紧闭，两人均无外伤，最后经查明，死者因为室内取暖发生一氧化碳中毒而导致死亡。

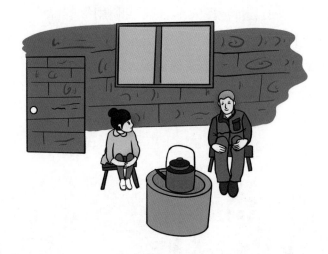

一氧化碳为无色、无味、无刺激性的"三无"气体，生活中我们常常说到的"煤气中毒"一般是"一氧化碳中毒"。一氧化碳的毒性主要是影响氧气的供给与利用，它进入血液后与血红蛋白的亲和力比氧气高 300 倍，造成血红蛋白不能利用氧气，使得人体组织缺氧，导致组织受损甚至死亡。工业上，接触一氧化碳常见的行业有炼焦、金属冶炼、煤气抽取、窑炉使用等。

　　一氧化碳中毒的早期症状有头痛、眩晕、心悸、恶心、呕吐、四肢无力，甚至出现短暂的昏厥。一般神志尚清醒时，脱离中毒环境吸入新鲜空气后症状会迅速消失，通常没有后遗症。随着中毒加重，可能出现胸闷、气短、呼吸困难、视物不清、判断力下降、运动失调、意识障碍甚至昏迷，皮肤和黏膜呈现一氧化碳中毒特有的樱桃红色。一氧化碳中毒者这红扑扑的脸是怎么回事？原来是一氧化碳与血红蛋白结合后，颜色呈现鲜红色，所以中毒者的皮肤黏膜在中毒时会呈现樱桃红色，这是一氧化碳中毒的特点。

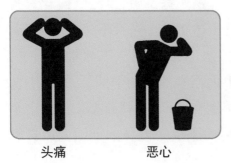
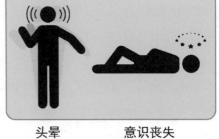

头痛　　　　恶心　　　　　　头晕　　　意识丧失

　　由于一般人在一氧化碳意外中毒时无法自我察觉，被发现时往往已进入昏迷状态，造成重大伤害甚至死亡。有的人可能会认为"没有闻到烟味就不会中毒"，其实，一氧化碳是无色无味的，在人们还未察觉时就可能中毒。有些人意识到自己中毒时，已经为时已晚，即使中毒者意识还清醒，想打开门窗，但手脚已不听使唤，无法有效自救，最后昏迷或死亡。

3. 硫化氢

　　硫化氢是具有刺激性的无色气体。低浓度接触会对呼吸道及眼有局部刺激作用，高浓度接触时全身作用较明显，表现为中枢神经系统症状和窒息。硫化氢具有"臭鸡蛋样"气味，但在极高浓度时会很快引起嗅觉疲劳而闻不到它的气味。

硫化氢中毒案例报道并不少,在水产加工厂、造纸厂、污水处理厂、渔船、地下仓库、腌菜厂、化工厂等均有案例报道。主要发生在清理、清洗、维修、搬运、疏通等操作环节,主要原因是在密闭的空间中无防护作业,或污水喷出、救援不当等。多数案例是由于吸入高浓度硫化氢造成猝死,死亡率较高。而且,这些事故现场的个人防护用品、现场报警装置和应急救援都不到位,往往单独一起事故涉及的伤亡人数较多。

案例:2018 年,某食品公司先后有 9 人晕倒在腌渍池中,其中5 人抢救无效死亡,2 人重伤,2 人轻伤。据调查,事故为硫化氢气体中毒所致。事发的咸菜腌渍池深达 2 米。当天下午,三名工人正在车间内清洗腌咸菜、萝卜用的水池,其中两人在水池中舀水,一人在上面把水吊上来。突然,下面舀水的两人晕倒了,其他工人一个接着一个下去救人,没想到都倒在下面了,就连办公室两个干部下池救人都昏迷了。事发太突然,不少工人认为下池人员晕倒同触电有关,因此首先关闭电闸,但发现无济于事。后经查明,9 人均为硫化氢气体中毒,并无触电症状。

看到这里才发现,红扑扑的脸,原来不是美得让人窒息,而是憋得让人窒息。对于大部分窒息性气体导致的事故,最关键的要点是:通风、通风、再通风!

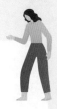

你的芬芳，让人"神魂颠倒"

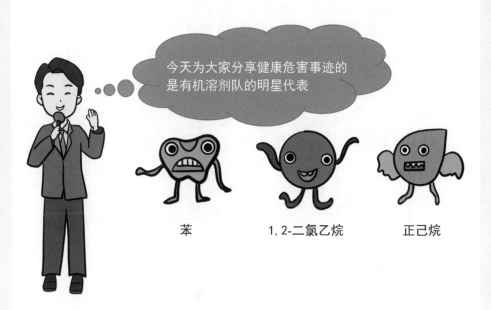

今天为大家分享健康危害事迹的是有机溶剂队的明星代表

苯　　　1, 2-二氯乙烷　　　正己烷

　　主持人：大家好，欢迎收看明星访谈节目，今天为大家分享健康危害事迹的是有机溶剂队的三位明星代表。今天虽然只来了三位代表，但有机溶剂是一个大家族，以有机物为介质的溶剂都是这个家族的成员。它们除了被广泛用于清洗、去污、稀释和萃取等过程外，也作为中间体用于化学合成。在工业生产中应用的有机溶剂有数万种。按化学分子结构不同，可以大致分为以下几大类。

有机溶剂分类

烃类	如脂肪烃、芳香烃等	醚类	如乙醚等
卤代烃	如卤代烷、卤代烯等	酯类	如乙酸乙酯、乙酸丁酯等
醇类	如甲醇、乙醇等	衍生物	如乙二醇单甲醚等
酮类	如丙酮、丁酮等	其他	如乙腈、吡啶等

有机溶剂对健康有一定影响,除了常见的皮肤黏膜刺激性作用外,还能损害神经系统及身体其他器官。接触高浓度的有机溶剂可以引起中毒性脑病。

有机溶剂特性

挥发性
部分有机溶剂在常温常压下就有明显的挥发性, 如苯、甲醇、正己烷、丙酮等

可溶性
脂溶性是能与神经系统亲和产生麻醉作用的重要因素,部分还具有水溶性可经皮肤吸收

易燃性
多数易燃, 其挥发性蒸气在空气中可形成爆炸性混合物

毒性
除皮肤黏膜刺激外, 还可损害神经系统和其他器官, 严重的可引起中毒性脑病

除了这些共性外,不同的有机溶剂在健康危害方面也有自己的特点,接下来有请队长"苯"来介绍一下自己的事迹。

1. 苯

大家好,我叫"苯",我是让人类闻风丧胆的致癌物,选我当队

长那是"实至名归"。同时,我还善于伪装,不信你听大家怎么称呼我——"香蕉水""天那水"。由于我浑身散发着一股香味,好多朋友都被我迷惑了。

你体内的造血干细胞本来好好的,自从你来到车间刷胶岗位上闻到我的气味,他们就被迷得"神魂颠倒"了,拼命生产白细胞,眼看着你累了还不愿意停下来,结果生产了一堆不合格的白细胞,完全发挥不了保护健康的作用。当你身体里充斥着大量没有功能的白细胞时,你就出现了白血病。

—— 苯的特性和常见接触途径 ——

苯为无色液体,有芳香气味,微溶于水,易溶于乙醇、氯仿、汽油,常用商品名为"天那水",工业甲苯和二甲苯中易混入少量苯。

 胶粘剂　 油漆　 制鞋　 电子行业　 印刷　 家具制造　 石油化工

—— 常见中毒表现 ——

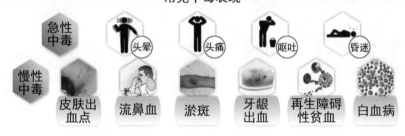

急性中毒:头晕　头痛　呕吐　昏迷

慢性中毒:皮肤出血点　流鼻血　淤斑　牙龈出血　再生障碍性贫血　白血病

主持人:不愧是队长,"笑里藏刀"的手段就是高明。接下来我们访谈二氯乙烷代表吧。

2. 二氯乙烷

大家好,我的全名是 1,2-二氯乙烷,我还有一个双胞胎弟弟叫做 1,1-二氯乙烷。虽然我们俩名字差不多,但我的毒性可比弟弟要大多了,我可是曾经让多家工厂谈"胶"色变的"毒胶水"。话说前几年,有箱包厂和鞋厂的老板请我去当"胶水",夸我又便宜又好用。那里通风不好,工人们天天挤在一起加班还不愿意戴口罩和手套。终于在某个寒冷的冬季，经过我的挥发性蒸气与工人们的呼吸系统深入交流后，他们终于病倒了。

连续几个月里，30多名来自鞋厂、箱包厂的工人被陆续送进了医院，他们的中枢神经系统都受到了损伤，症状相似，目光呆滞、双手发抖、记忆模糊，最严重的昏迷不醒，醒了也答不上来"1+2等于几"，大小便失禁，生活不能自理。

------ 1，2-二氯乙烷的特性和常见接触途径 ------

1，2-二氯乙烷为无色透明油状液体，工业上常作为清洗剂、粘合剂和脱脂剂，可能的商品名有"3435胶""ABS胶"等。

胶粘剂　　塑料玩具厂　　制鞋　　化工行业　　箱包

------ 急性中毒常见症状 ------

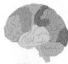 以中枢神经系统损害为主，短期吸入大量的二氯乙烷可出现兴奋、激动、头痛、呕吐、头晕、烦躁不安等症状，严重时可出现抽搐、昏迷甚至死亡。

头晕　　　头痛　　　呕吐　　烦躁不安　　抽搐　　　昏迷

主持人：这个故事听起来真是"惊心动魄"啊。台下的观众们应该也想起来了，刚才说的就是前几年多家媒体报道的"毒胶水"事件。接下来，我们访谈正己烷代表，听听他的成长故事。

3. 正己烷

大家好，我是正己烷，虽然我和二氯乙烷都有一个"烷"字，但我们爱好不同。二氯乙烷喜欢破坏人家大脑中枢神经系统，而我嘛，另辟蹊径练就一身"化骨绵掌"的本领。故事要从一家电子厂说起，当地一家医院陆续接诊了多名工人，都得了一种"手脚无力"的病。很多工人说自己手脚无力，稍微有些重的东西都拿不起来，严重的甚至连生活都不能自理。后来经过专业机构到现场调查才发现,原来工厂几个月前将车间擦拭电子屏幕用的酒精换成了一种叫"白电油"的溶剂。告诉大家吧,很多"白电油"里都有我们正己烷的身影。虽然不用酒精擦拭的产品质量也能保证,但工人们的身体可吃不消,接二连三患上了病,最后多名员工被诊断为正己烷中毒。

正己烷的特性和常见接触途径

正己烷常见商品名"白电油"。常温下为微有异臭的液体,易挥发,几乎不溶于水,易溶于氯仿、乙醚、乙醇。

 胶粘剂　 油漆　 制鞋　 电子行业　 印刷　 家具制造　 显示器装配　 石油化工

常见中毒症状

 四肢麻木、湿冷　 垂腕　 无法提重物　 湿毛巾拧不干　 肌力减退

 上楼费力　 行走困难　 无法站立　 足下垂　 肌肉萎缩

主持人:不得不说,三位的故事都非常具有代表性。但我有一个疑问,在这个斗智斗勇的年代,人类的智慧居然被你们说得那么不堪一击,有那么容易就被你们几个打倒吗?

苯:这个问题由我来回答,我们也不想通过这种方式出名。在大多数中毒事件里,不是我们太聪明,而是人们太大意。毕竟我们也是有机溶剂家族的一员,梦想在材料应用等领域里和人类共同创造美好的未来,如果大家麻痹大意,不重视我们的标签警告,非得让我们和人类密切接触时,又不采取正确的防控措施,吃亏受教训那是迟早的事啊。借此节目之机,我们也向人类送出一个防

控小锦囊,只要做好这六点,绝大多数有机溶剂中毒都是可以避免的。

防控有机溶剂中毒

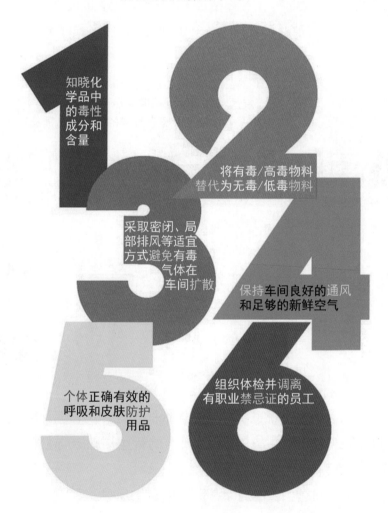

主持人:太好了,言简意赅还容易记,希望收看本期节目的观众朋友们记住上述防控小锦囊,并且多多向周围的工人朋友们宣传。让我们一起和谐共处,共创美好明天。

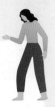

不要小瞧我，我也有话说

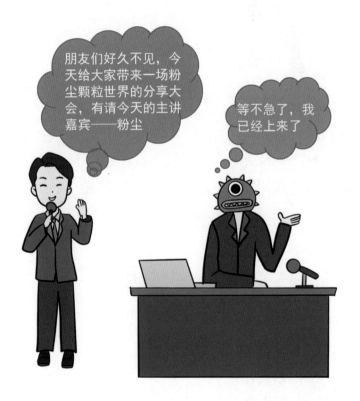

　　大家好，我是生产性粉尘，如果非要用一句话描述我的遭遇，那大概就是即使我的个头（也就是你们人类所说的颗粒物直径）已经渺小到仿佛不存在一样，但你们人类还是在想方设法地要除掉我。

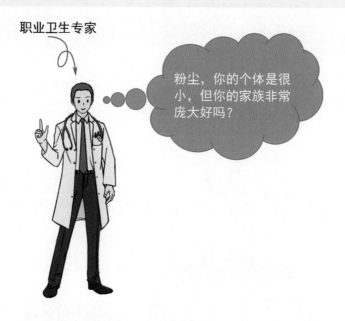

职业卫生专家

粉尘，你的个体是很小，但你的家族非常庞大好吗？

先说说我们的化学成分和浓度。

有些时候，我们粉尘的化学成分和浓度，可以直接决定对人体危害的性质和严重程度。因为我的家族比较庞大，化学成分不同，对人体会产生的作用也不同，如致纤维化、致敏、刺激性作用和中毒等。

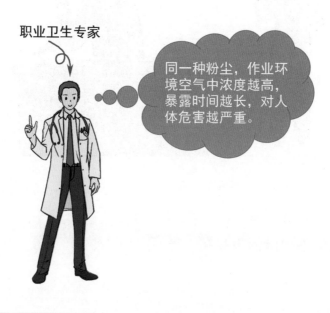

职业卫生专家

同一种粉尘，作业环境空气中浓度越高，暴露时间越长，对人体危害越严重。

　　例如一些金属粉尘，如铅及其化合物，通过人类的肺组织被吸收后，可以进入血液循环，从而引起中毒。另一些金属粉尘，如铍、铝等，可以导致过敏性哮喘或肺炎。你们人类最怕的，应该是硅尘了，破坏级别以游离二氧化硅含量论英雄，含量越高，致病能力也就越强。

　　接下来，说说我们的分散度。

　　人类之所以认为我们庞大，大概就是因为我们粉尘粒子的分散度比较高吧，所以你们看到的一般都是一团一团的我们。我们的分散度越高，在空中飘浮的时间就越长，不会那么快沉降下来。

职业卫生专家

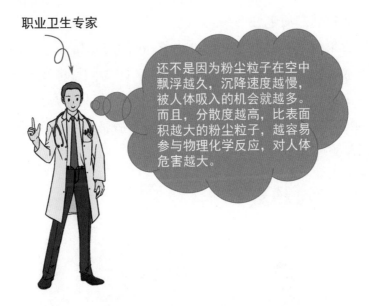

还不是因为粉尘粒子在空中飘浮越久，沉降速度越慢，被人体吸入的机会就越多。而且，分散度越高，比表面积越大的粉尘粒子，越容易参与物理化学反应，对人体危害越大。

　　还是说说我们的硬度吧。

　　人类是这样说的："那些颗粒直径较大、外形不规则且坚硬的粉尘粒子，可以导致呼吸道黏膜发生机械损伤。"简单说就是被直接扎伤了。而那些进入肺泡的粉尘粒子，由于其质量小，同时肺泡环境湿润并且受表面活性物质影响，对肺泡的机械损伤作用可能就不那么明显。

　　还有，关于我们的溶解度。

　　有时候我们进入人体，也不知道是该溶还是不该溶，为什么这么说？铅尘说他们溶解度越高对人体的毒作用就越强，可是面粉却说她们溶解度越高毒性越低，这不是让我进退两难嘛。

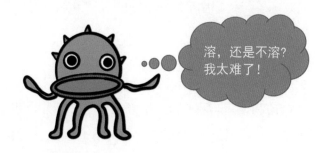

溶，还是不溶？
我太难了！

　　关于我们的荷电性。

　　一般来说，飘浮在空气中的粒子 90%~95% 带正电或负电，我们都非常希望能遇到带同种电荷的朋友，因为同性电荷相斥，能增加我们在空气中的稳定程度，而异性电荷相吸，只会导致我们互相撞击、聚集并沉降。而且荷电性还影响着我们在人体呼吸道中的阻留以及被巨噬细胞吞噬的速度。

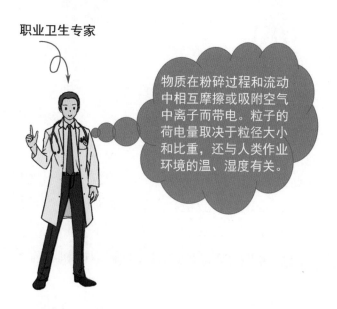

职业卫生专家

物质在粉碎过程和流动中相互摩擦或吸附空气中离子而带电。粒子的荷电量取决于粒径大小和比重，还与人类作业环境的温、湿度有关。

　　我的亲朋好友们可不是全部都那么好脾气的，有些粉尘一言不合就爱整个爆炸……就像面粉、煤、糖、亚麻、硫黄、铝的粉尘等。

　　既然这样，不得不说说我们家族中成员的火爆脾气。

　　不过我们也不是随时随地就能发"大招"，整个爆炸出来的，想发脾气也得满足一定的条件才行。那些可燃性粉尘要在适宜的空间、浓度和分散度下，遇到明火、电火花和放电等条件时，才可能会发生爆炸。

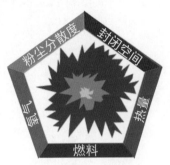

粉尘爆炸五要素

　　在座的朋友们，听完我的身世，你们也能感受到我在"尘"世间的坎坷了吧。

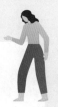

别与粉尘做伴

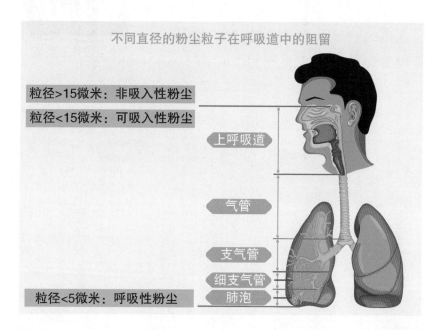

不同直径的粉尘粒子在呼吸道中的阻留

粒径>15微米：非吸入性粉尘

粒径<15微米：可吸入性粉尘

上呼吸道

气管

支气管

细支气管

肺泡

粒径<5微米：呼吸性粉尘

"啊——嚏——"对不起啊，刚才吸入了粉尘，鼻子痒痒的。我左闪右躲，还是让粉尘进入了我的体内。不过，粉尘要想在人体内安家，还得像打游戏一样闯过三大关卡。

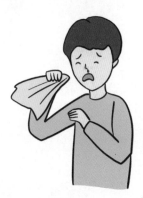

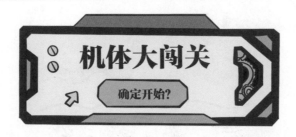

机体大闯关

确定开始?

关卡一："鼻腔、喉、气管、支气管树"使出阻留技能。

吸入鼻腔的大量粉尘粒子在这里迎来了防御系统的"first kill"（第一次击杀）。它们随着气流吸入时由于撞击、截留、重力沉积、静电沉积等作用被阻留在了呼吸道表面，不能进入细支气管、肺泡管和肺泡等，此时人体可能会受到刺激而启动咳嗽和喷嚏等动作，反向将粉尘排出体外。

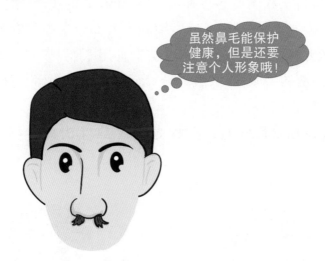

虽然鼻毛能保护健康，但是还要注意个人形象哦！

关卡二："呼吸道上皮黏液纤毛系统"使出排出技能。

阻留在气道内的粉尘迎来了防御系统的"second kill"（第二次击杀），粉尘黏附在气道表面的黏液层上，纤毛向咽喉方向有规律地摆动，将黏液层中的粉尘"扫"出去。

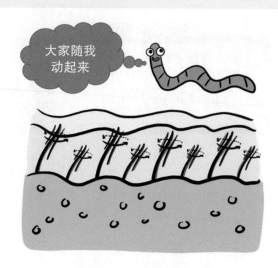

关卡三:"肺泡巨噬细胞"使出吞噬技能。

进入肺泡的粉尘迎来防御系统的"third kill"(第三次击杀),粉尘被肺泡巨噬细胞吞噬,形成尘细胞。大部分尘细胞发起阿米巴样运动(就是像变形虫一样向各个方向伸出"脚",以便运动或者摄食),外加肺泡的舒张作用,最终转移至纤毛上皮表面,再通过纤毛运动而清除。

绝大部分的粉尘通过这种方式在 24 小时内就能被"扫地出门"

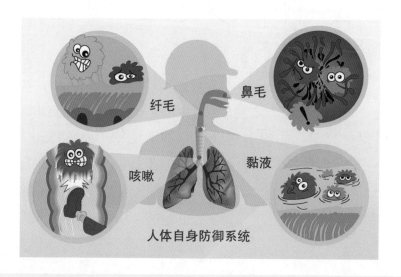

人体通过开启清除功能，可以清理掉进入呼吸道 97%~99% 的粉尘，剩下很少的一部分粉尘粒子则会沉积在体内。

长期吸入粉尘也会削弱人体各项清除功能，最终导致粉尘过量沉积，很可能造成肺组织病变。

下面为大家揭露进入机体粉尘的"五宗罪"。

第一宗：尘肺。尘肺病是由于进入肺部深处的粉尘难以被分解、清除，最终引起以肺组织纤维化为主的疾病。临床症状一般表现为：咳嗽、咳痰、胸痛、呼吸困难。

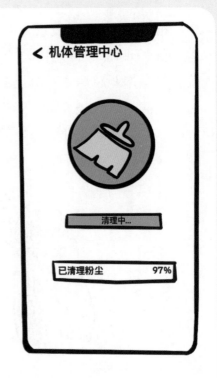

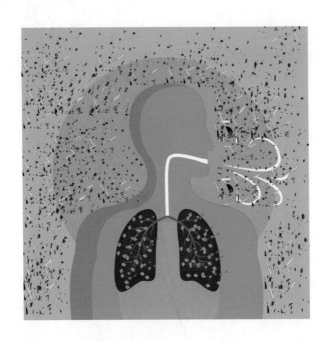

　　第二宗：其他呼吸系统疾患。某些生产性粉尘如锡、钡、铁、锑尘，沉积于肺部后，可引起一般性异物反应，但肺泡结构保留，脱离接触粉尘作业后病变不进展或逐渐减轻。吸入棉、亚麻、大麻等引起棉尘病。吸入被真菌、细菌或血清蛋白等污染的有机粉尘可导致职业性变态反应性肺泡炎等。此外，还可引起粉尘性支气管炎、肺炎、鼻炎、支气管哮喘等。

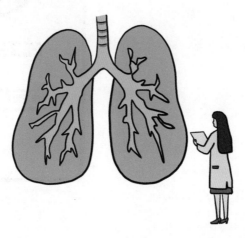

　　第三宗：局部作用。刺激性强的粉尘（如铬酸盐尘）可引起鼻腔黏膜充血、水肿、溃疡；金属磨料粉尘可引起角膜损伤；粉尘堵塞毛孔可引起粉刺、毛囊炎等；沥青粉尘可引起光感性皮炎。

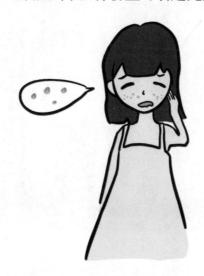

第四宗：中毒。吸入铅、砷、锰等粉尘可在呼吸道黏膜很快溶解吸收，最终导致中毒。

第五宗：肿瘤。吸入石棉、放射性矿物质、镍、铬酸盐粉尘等，可导致肺部肿瘤或其他部位肿瘤。

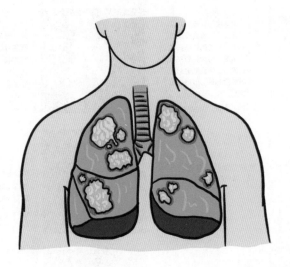

所以啊，要想活得潇潇洒洒，就得严格落实工作防尘措施。下面就送大家一个八字防尘锦囊，做好防护，才不会让粉尘在体内与你终身做伴哦！

革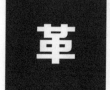

革：技术革新。通过改进工艺流程和操作方法，使生产自动化、机械化、密闭化，消灭粉尘来源或减少粉尘飞扬。

水

水：湿式作业。主要是在破碎、研磨等过程中，尽量用湿式原料、采用水磨、水研，从根本上消除粉尘；或在车间内适量喷雾洒水、降低粉尘飞扬。

密

密：密闭尘源。当生产工艺不容许采用湿式作业或采用湿式作业仍达不到除尘要求时，可对尘源采取密闭措施，尽量把尘源、设备围罩起来，以防止粉尘逸出。

风

风：通风除尘。通常指与密闭措施相配合使用的局部排风，利用排风的办法，控制粉尘不外逸或将产生的粉尘有效捕集处理。

护

护：个体防护。正确佩戴防尘口罩等呼吸防护用品，减少呼吸道吸入。

管

管：加强管理。建立健全职业卫生管理制度并认真落实，加强维护管理保证防尘设施等有效运行。

教

教：宣传教育。强化认识，人人参与防尘工作，使粉尘的危害降到最低限度。

查

查：职业健康检查。包括上岗前、在岗期间和离岗时职业健康检查。

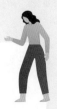

音乐吻耳，问过耳朵的意见了吗

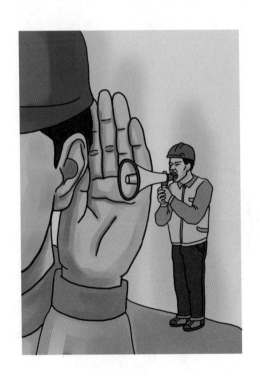

　　现在很多年轻人还不够重视噪声对听力的损害。当你坐到办公桌前开始工作时，电话声、聊天声、附近工厂的马达声、建筑工地的撞击声、搅拌声、电锯声不断传来；当你漫步街头逛商店或者骑车赶路去上班时，汽车喇叭声、自行车铃铛声等各种声音不绝于耳；当你在学校时，同学们的打闹尖叫、广播的高音喇叭等声音令人刺耳；当你在工厂车间中，机械的转动、撞击、摩擦，气流的排放、

车辆运行等各种噪声扰得你难以忍受或早已成习惯，噪声早已无处不在。

很多人喜欢整天戴着耳机听音乐，尤其在公交、地铁、商业街等嘈杂的户外环境中。要知道，在嘈杂的环境中听音乐，需要将耳机音量调到非常高才能欣赏到音乐。这样的陶冶情操方式，可要考虑下耳朵的感受。

下面我们就一起看看听觉系统是如何工作的。声音通过外耳沿着耳道向内传送使得鼓膜振动，就像打鼓一样。在鼓膜后面，有几个非常细小的听小骨，它们通过振动把声音传输给耳蜗，是的，耳蜗长得有点像蜗牛。声波继续在耳蜗里传播，使耳蜗毛细胞的小神经弯曲，像风吹过小草一样摆动，它们会与耳蜗盖膜相互摩擦。

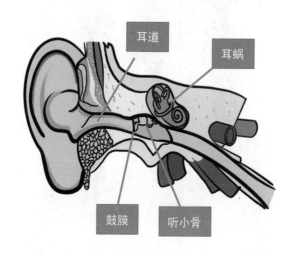

这些毛细胞其实就是末梢神经，它们的运动使电信号传送到大脑，再经过大脑的解码，我们就听到声音了。如果长时间接触高强度的噪声，毛细胞的这些纤毛就不是被温柔地摩擦、摩擦、再摩擦，而是被粗暴地蹂躏、蹂躏、再蹂躏，最后纤毛和它所属的毛细胞其实已经没有什么用了，再大的音量也无法听见。

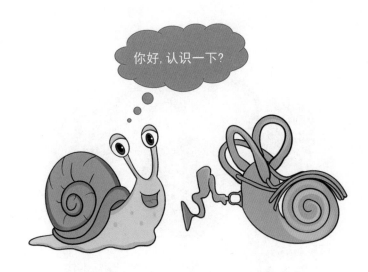

　　短时间暴露在强噪声环境中，会感觉声音刺耳、不适。停止接触后，听觉器官敏感性下降，脱离噪声接触后对外界的声音会有"小"或"远"的感觉，大约1分钟左右可以恢复正常的听力，这叫作听觉适应，就是你从嘈杂的酒吧刚出来的那种感觉。这时候如果检查你的听阈，会提高10~15分贝。这种适应是你自己身体的生理保护作用，但它的调节能力是有限的，像一个弹簧一样。

　　如果长时间停留在噪声环境，例如车间内设备隆隆的噪声环境，听力恢复到正常的时间会逐渐变长，经十多个小时甚至几十个小时才能够恢复正常，这叫作听觉疲劳。但如果日复一日地听觉疲劳，前一次的听觉疲劳还没有恢复，又暴露在强噪声环境下，听觉疲劳就会逐渐加重不可恢复，变成永久性的听阈位移。此时就不再是生理变化了，而是病理变化，属于不可恢复的改变。劳动者在工作场所中长期接触高强度噪声可发生渐进性的听力下降、耳鸣等症状，甚至发展为职业性噪声性聋。此外，噪声的危害可不止对听力，对人体其他系统都有损害。

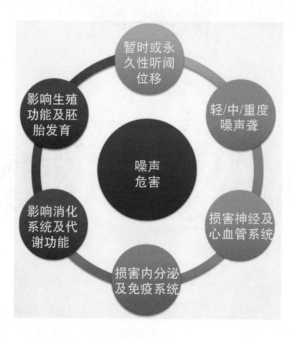

噪声影响听力的早期，你可能还无法意识到听力下降，但可以通过纯音听阈测试（一种专业的听力检查）来发现。也就是说，听力检查可以及早发现你是否存在自己还没意识到的听力损失，以便及时采取措施，防止噪声对听力造成进一步的损害。从听力曲线上看，听阈变化像是一个 V 形的下陷，这可不是什么代表"胜利"的 V 形手势，而是听力受损的标志。

对于劳动者，职业环境中的噪声通常分为三种类型：机械性噪声是由于机械的撞击、摩擦、转动所产生的声音，如冲压、打磨等，绝大部分噪声属于这一类；流体动力性噪声是由于气体压力或体积的突然变化或流体流动所产生的声音，如汽笛在气体排空时产生的声音；此外还有电磁性噪声，例如变压器运行时发出的电磁声音。

纯音听阈测试听力曲线变化示意图
(以左耳为例)

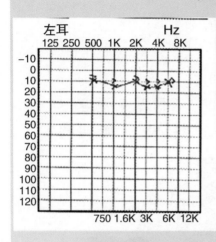

正常听力

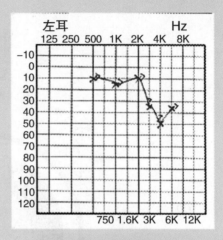

高频听阈提高

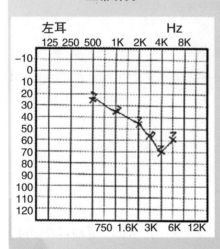

职业性轻度噪声聋

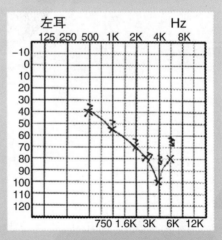

职业性重度噪声聋

　　那么，我们该怎样才能保护听力呢？对于大多数健康成年人，每天接触的声音平均强度最好在 80 分贝以下。如果接触的声音平均强度在 85 分贝水平时，每天持续接触的时间不应该超过 8 小时。声音越强，接触时间就应适当缩短。

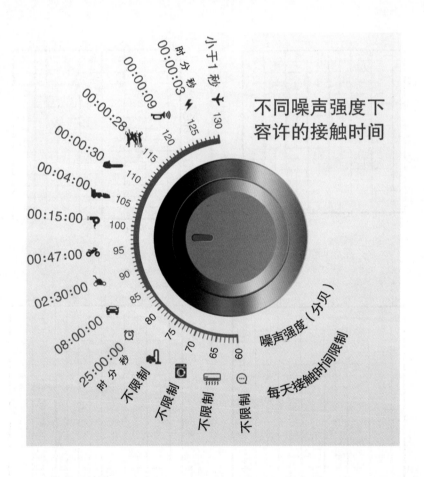

　　用人单位应当积极采取有效的措施控制工作场所内的噪声危害，保护员工的听力健康，噪声危害防控的关键措施如下图所示。

噪声危害防控措施

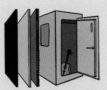

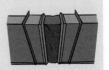

控制噪声源，用低噪声
工艺或设备替代

通过吸声、消声、隔声、减振等
工程措施减少噪声传播

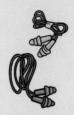
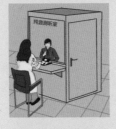
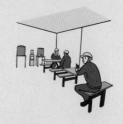

佩戴护听器，降低接触
噪声强度

开展职业健康检查，早
期发现异常并及时处理

合理安排工作和休息，不将
休息区设置在噪声车间内

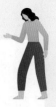

上班头脑发热？"暑"你最危险

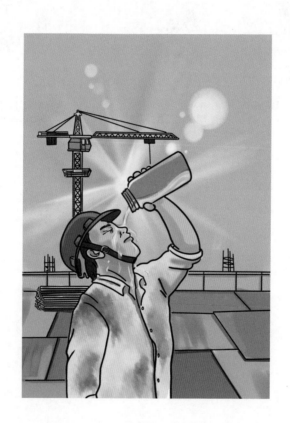

　　最终还是被热醒了，今天还要上班哟。路上，这么热，这温度还怎么工作呀！来到办公室，看着窗外，还有很多比我们更辛苦的人——建筑工、保洁员……他们在炎炎夏日的室外工作，还有室内炼钢车间的工人……

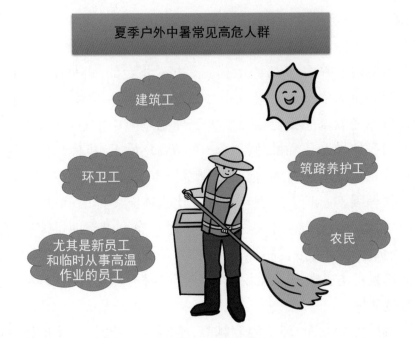

夏季户外中暑常见高危人群

建筑工

环卫工

筑路养护工

尤其是新员工和临时从事高温作业的员工

农民

　　高温作业,顾名思义就是在高温环境下作业,高温作业按气象条件的特点可分为高温强热辐射作业、高温高湿作业、夏季露天作业三种类型。

　　高温强热辐射作业:其特点是高气温、强辐射,而相对湿度较低,属于干热环境,如冶金工业的炼焦、铁车间,机械工业的铸造、锻造车间等。

　　高温高湿作业:其特点是高气温和高湿度,而热辐射强度不大,呈湿热环境。主要是由于生产过程中产生大量水蒸气或生产上要求车间内保持较高湿度所致,例如印染、缫丝、造纸、深矿井等。

　　夏季露天作业:除受太阳辐射外,还受被加热的地面和周围物体的二次热辐射加热作用,形成高温与热辐射联合的作业环境,例如夏季农田劳动、建筑、搬运等。

　　高温作业时,人体可出现一系列生理功能改变,主要包括体温调节、水盐代谢、循环系统、神经系统、泌尿系统等方面的适应性变化,若超过一定限度,则可对健康产生不良影响。先来看看身体各个系统的变化。

体温调节方面,正常人的体温是相对恒定的,也是保证机体新陈代谢和生命活动正常进行的必要条件。当环境温度变化时,会经过机体的温度感受器传递给大脑体温调节中枢,进而大脑再调节我们身体的产热和散热活动。在高温环境下,机体主要通过传导和蒸发达到散热目的,但受到周围空气温度、湿度、空气流通量和衣物等因素影响。周围环境温度比机体温度低时,可以通过传导散热,因此在阴凉处休息或者洗个冷水澡可以帮助机体有效散热;当周围环境温度比机体温度高时,传导散热受阻,机体则通过汗液蒸发的方式散热,因此打开风扇加快汗液蒸发也可以帮助机体有效散热。

水盐代谢方面,环境温度越高,劳动强度越大,人体出汗就越多。高温作业工人一个工作日的出汗量可以达到3~4千克,经汗排出盐达20~25克,大量出汗可导致水盐代谢障碍。因此,在高温环境下工作,为了避免身体脱水,应补充与出汗量相当的水分和盐分,饮料含盐量以0.15%~0.2%为宜,饮水方式以少量多次饮水为宜。

循环系统方面,在高温环境下工作,心脏既要向体表输送血液用于散热,又要向工作的肌肉输送足够的血液,以保证工作肌肉的活动,同时还要保持适当的血压,这使得机体循环系统处于高度应激状态。

消化系统方面,在高温作业时,身体需要工作,体内大量的血液都用来支撑工作,消化系统就不如平时那么有活力,可能引起消化不良和食欲减退,增加了工人患肠胃疾病的风险。

神经系统方面,在高温作业时,机体为了保护自己,降低热负荷,往往会调动神经系统,使得肌肉工作能力低下。但是这种保护性的反应往往会降低工作效率,甚至引发工伤事故。

泌尿系统方面,高温作业时,大量水分通过汗液流出,肾脏排出的尿液会减少,如果不及时补充水分,血液浓缩就会使肾脏负担加重,导致肾功能不全。

当然,人类也有一定适应能力,在高温环境下工作数周之后,我们的身体会产生热适应。身体各个系统的功能会更加适应环境,例如在同样的工作强度下,流汗增多,但是盐分流失减少;体温降低以及心率下降。科学家还发现,人体在产生热适应后,会合成一种特殊的蛋白,人体拥有了这种蛋白,能够更好地适应热环境,让我们在同样的条件下更加高效地工作。只不过,这样的适应是有限的,而且当休息一段时间重新回到工作岗位时,身体还是需要时间重新适应。所以,我们不是铁人,还是要重视预防中暑措施。

每年夏天都会发生不少中暑的案例,我们有必要了解一下中暑的症状。

中暑先兆:在高温作业场所劳动一段时间后,出现头昏、头痛、口渴、多汗、全身疲乏、心悸、注意力不集中、动作不协调等症状,体温正常或略有升高。

热痉挛:在高温作业环境下从事体力劳动或体力活动,大量出汗后出现短暂、间歇发作的肌肉痉挛,伴有收缩痛,多见于四肢肌肉、咀嚼肌及腹肌,尤以小腿腓肠肌明显,呈对称性,体温一般正常。

热衰竭:在高温作业环境下从事体力劳动或体力活动,出现以血容量不足为特征的一组临床综合征,表现为多汗、皮肤湿冷、面色苍白、恶心、头晕、心率明显增加、低血压、少尿,体温升高但不超过40℃,可伴有眩晕、晕厥,部分患者早期仅出现体温升高。

热射病(包括日射病):在高温作业环境下从事体力劳动或体力活动,出现以体温明显升高及意识障碍为主的疾病,表现为皮肤干热、无汗、体温高达40℃及以上,出现意识障碍、昏迷等。出现这样的症状,千万不能大意,必须马上送医院。

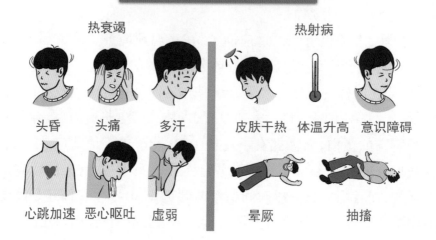

常见两类重症中暑

热衰竭　　　　　　　　　　　热射病

头昏　　头痛　　多汗　　　皮肤干热　体温升高　意识障碍

心跳加速　恶心呕吐　虚弱　　　晕厥　　　　抽搐

　　用人单位对从事高温作业的劳动者要组织上岗前职业健康检查，未控制的高血压、糖尿病等病人不适宜从事高温作业，属于职业禁忌证。工作期间，每年高温季节到来之前也应该组织在岗期间的体检，发现职业禁忌证的人员应当及时调整工作岗位。

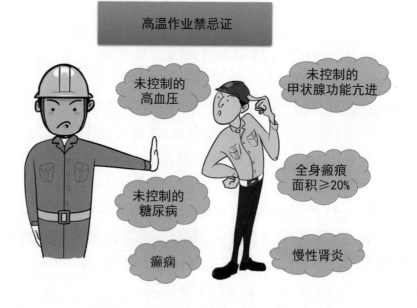

高温作业禁忌证

未控制的
高血压

未控制的
甲状腺功能亢进

未控制的
糖尿病

全身瘢痕
面积≥20%

癫痫

慢性肾炎

在高温作业期间,用人单位应当根据生产特点和具体条件,采取措施降低员工中暑风险,例如合理安排工作时间、轮换作业、减轻劳动强度、减少高温时段室外作业等。此外,应当为高温作业的劳动者提供足够的、符合卫生标准的防暑降温饮料,不得以发放钱物替代提供防暑降温饮料,也不得以防暑降温饮料充抵高温津贴。

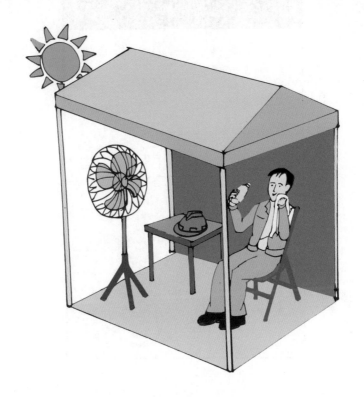

预防中暑的宣教培训非常重要,单位应当向接触高温危害的工人及其主管提供足够的宣传培训,内容应当包括以下部分:①高温危害的认识;②职业性中暑的预防;③中暑症状的辨认;④当自己或同事出现中暑症状时的应对措施。

大家一定要记住,如果自己或同事可以在中暑症状出现的初期就离开酷热的环境,便可以有效缓解中暑症状,避免病情加重。

最后,教大家一个实用小妙招。脱水往往导致中暑风险增加,为了确保体内有足够的水分,可以通过观察自己小便的颜色来判断是否脱水：尿液颜色越深体内越缺水，虚线以下表示体内已经明显缺水，需增加饮水避免脱水及中暑发生。

观察尿液判断脱水

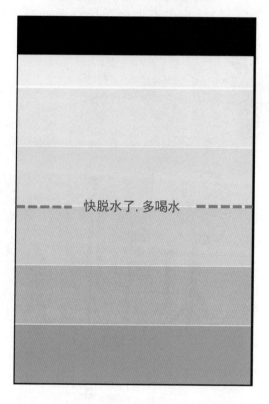

快脱水了，多喝水

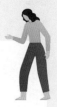

振臂一呼,疾病来袭

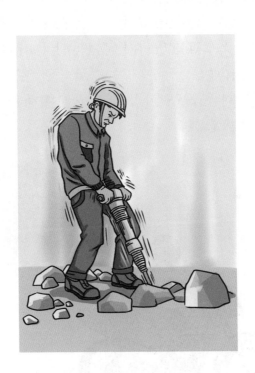

　　在工厂从事打磨作业的老王,入冬以来感觉双手手指麻、胀、痛越来越严重了,疼痛难耐的老王去医院检查,被告知可能和他的工作有关。后来经职业病诊断机构诊断,老王的确患上了职业性手臂振动病。

　　我们生活当中有许多应用振动的例子,比如按摩椅、电动牙刷和工业上的打磨、电钻、风炮等工具。当劳动者遇到振动类的生产工具，又会产生怎样的影响呢？

　　振动可以分为局部振动和全身振动。局部振动也称手传振动或手臂振动，是指手部接触振动工具、机械或加工部件振动，通过手臂传导到全身。振动在人体组织中传导性的大小顺序为：骨、结缔组织、软骨、肌肉、腺体和脑组织。常见的器械工具有三大类：使用风动工具，如风铲、风钻、凿岩机等；使用电动工具，如电钻、电锯、电刨等；使用高速旋转工具，如砂轮机、钻孔机、抛光机等。

　　全身振动是指工作地点或座椅的振动，人的脚或臀部受到振动后，通过下肢或躯干传导至全身。常见在交通工具上作业（如驾驶拖拉机、汽车、火车等）以及在作业平台上（如钻井平台、振动筛操作台、采矿船）作业。

　　当然，也有一些情况下会同时接触全身振动和局部振动，想想你骑摩托车时的感觉。

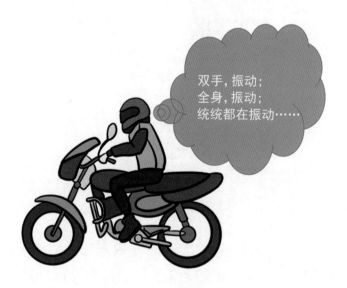

　　振动的强度通常用加速度表示，专业的表述叫做等能量频率计权振动加速度，它是振动对人体健康作用关系最密切的物理量。

　　接触手传振动的工作，往往需要人握住工具或者被加工的工件进行操作，长期处于这样的振动影响下，可能导致手臂振动病，也叫手传振动病或局部振动病,属于我国法定职业病。手臂振动病是以末梢循环障碍为主的疾病,亦可累及肢体神经及运动功能。发病部位一般多在上肢末端,典型表现为发作性手指变白(也称"白指")。

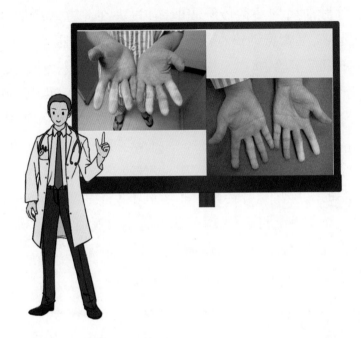

为什么振动会引起手臂振动病呢? 既没有产生外伤,也没有产生骨折,怎么手就受伤了呢? 这就要求我们不能只看问题的表面,还需要看到更深层次的变化。

持续的振动,会让我们手臂末端的微血管收缩,就像含羞草受刺激会缩叶一样,是一种机体反射。血管的作用非常重要,具有营养周围组织和神经的作用。当我们这条运输营养的供应线被振动阻断后,前方的细胞和神经就吃不消了。

于是你的手指和手臂神经出现了故障,通俗理解就是手指和手臂麻木了,感受不到冷热、触觉等感觉。典型的表现就是振动性白指(职业性雷诺现象),一般是在受冷后手指由灰白变苍白,由指尖向近端发展,界线分明,可以持续数分钟到数十分钟,再逐渐由苍白变潮红,最后恢复到正常。正常手指微微发红是因为血液在血管内充盈,而变白则是因为这条营养供应线被阻断了,血液被堵在了后方,手指前端就会因为缺血变得发白。一般症状为手麻、手痛、手胀、手僵,严重时甚至可引起指关节变形和手部肌肉萎缩等。

手臂振动病是一种传统职业病,过去在北方寒冷地区多见。但近几年来,手臂振动病在南方出现的案例时有报道。最早在南方某地的几间五金加工厂发现,从事高尔夫球杆杆头金属件打磨的工人,工作几年后出现了手指发白、肌肉萎缩等症状,到医院检查发现手部神经已经受损。职业病防治机构调查发现,某间100人左右的工厂里,竟有高达70%的打磨工人患上此病。在南方某省的几个高尔夫产品制造厂家中,发病率达到50%。一家加工高尔夫产品的工厂甚至曾经因为多名员工发生手臂振动病,最后被迫关闭。除了手工打磨外,手传振动危害在矿业开采、机械制造、冶金行业、建筑行业及交通运输等行业也普遍存在,尤其是铆工、清砂工、链锯工、砂轮工、风钻工等工种。

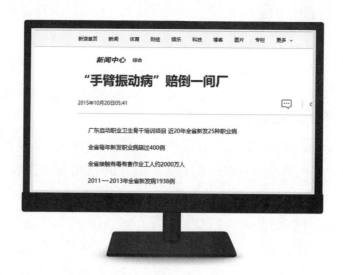

那么我们应该怎样预防手臂振动病呢?

首先应当控制振动源,采用自动化、半自动化控制装置,从工艺上消除或减少振动;设计制造生产工具时尽量采用减振设计,降低振动幅度；在控制振动强度不理想的情况下，应当限制操作时间，制定合理的作息制度，确保接触强度符合标准要求。

个人防护方面，佩戴防振手套，可以在一定程度上减轻接触振动的强度，冬季做好防寒保暖措施。

国家制定了手传振动的职业接触限值，用人单位应当定期监测振动源的振动水平，严格执行国家标准限值要求。

其次，员工应该做好上岗前、在岗期间以及离岗时的职业健康检查，争取早期发现，及时处理，加强健康管理和宣传教育，提高自身保健意识。寒冷季节可坚持适度锻炼和温水浴，避免手部着凉等。有条件的地方可以进行手指温度觉等测试，及早监测发现健康损害并及时处理。

科技是一把双刃剑，很多手持工具和设备的应用，提高了工作效率，减轻了劳动强度，但给我们的生产生活带来便利的同时，我们也要重视设备的振动会给人们的健康带来危害。对于这些危害应当尽早发现并做好防控，否则可能因为忽视而导致疾病，如手臂振动病。

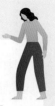

谈"辐"色变？身在"辐"中要知"辐"

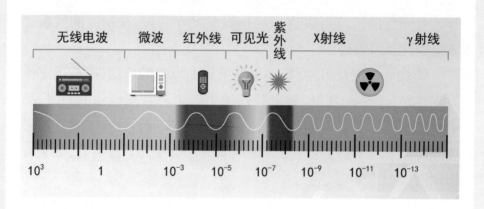

| 无线电波 | 微波 | 红外线 | 可见光 | 紫外线 | X射线 | γ射线 |

10^3　　　1　　　10^{-3}　10^{-5}　10^{-7}　10^{-9}　10^{-11}　10^{-13}

　　随着科学技术的不断发展，电磁辐射逐渐进入公众视野。但由于缺乏了解，很多人依旧谈"辐"色变。在谣言粉碎机粉碎的谣言当中，关于辐射的话题占了很大一部分。而很多辐射相关的谣言，都归因于对相关概念不了解。

　　"辐射"是物理学的一个名词，是指热、光、电磁波等物质向四周传播的一种状态。然而，这个字典里本来中性的词却在日常生活中衍生出许多不安，主要是因为身边的大多数电磁辐射看不见、摸不着。究竟电磁辐射（电离辐射）对人体健康有没有危害？让我们先来了解一下电磁辐射的特点。

　　电磁辐射就像一根绑在门把手上的长绳子，你手持绳子的另一端，上下摆动绳子，绳子就会产生波动。如果你快速地不断摆动绳子,绳子则会产生一连串的波动。绳子的长度是固定的,你摆动的频率越高,产生的波浪就越多(频率高),波浪之间的距离就会越小(波长小)。频率描述了电磁波每秒钟振动或者周期的数量,波长则描述了一列电磁波和下一列电磁波之间的距离。所以波长和频率不可分割地交织在一起。正如抖动的绳子,电磁波也一样,频率越大,波长越小。

1. 谈"辐"不用色变

我们赖以生存的环境,日常接触的物体,都带有辐射。自然界中的天然辐射分别来自于太阳、宇宙射线及地壳中的放射性核素等。人类早已经适应了天然辐射的环境。辐射按照是否能使物质的原子或分子电离形成带电粒子(离子和电子)这一标准,可以分为电离辐射和非电离辐射两类。

非电离辐射如紫外线、可见光、微波、无线电波等,在日常生活中极为常见,我们身边的手机、电视、微波炉等都会产生,平时正常使用环境下的辐射水平非常低,大家可以放心。以大家都有点怕的微波炉为例,设计结构与生产厂家采用金属机箱的密闭性有效阻止了可能的辐射泄漏,而且多重开关的设置使得微波炉门在敞开的状态下无法接通电源,从而防止了微波向外泄漏,因此正规厂家的微波炉产品在正常使用情况下是安全的。当然我们也要清楚,离开剂量讲危害是不科学的。微波在工业中的应用比较广泛,如用于干燥粮食、木材等。微波对人体的健康效应主要决定于微波源的发射功率、设备泄漏情况、辐射源屏蔽状态以及是否有合理的防护措施等。工作人员长期接触过量的微波辐射可能引起眼晶状体混浊,甚至发展为职业性白内障。电离辐射是指能使物质的原子或分子电离而形成离子对的辐射,包括 α 射线、β 射线、质子、中子以及 X 射线、γ 射线等,超过一定强度的电离辐射会对人体造成伤害。α 射线、β 射线、γ 射线是电离辐射中常见的三种射线。α 射线是物质释放出的 α 粒子,其质量接近质子质量的四倍,带正电荷,速度为光速的十分之一,但它的穿透能力极弱,一张白纸就可以将它们挡住。β 射线是物质释放出的 β 粒子,其质量较轻,带正电荷或者负电荷,速度是光速的十分之九,需要厚一些的铝板才能让它们停下脚步。γ 射线实际上就是光子,质量极小,速度为光速,只有站在厚厚的混凝土墙后面才能免受 γ 射线的侵袭。

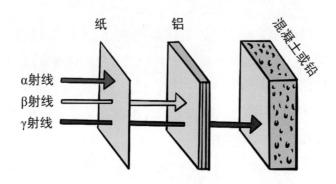

对于公众来说,日常生活中接触大剂量电离辐射的概率非常低。工厂和医疗辐射区域通常都设有警示标识、严格的门禁,或者是有专人看护电离辐射控制区域。在出现"当心电离辐射"标志的地方,我们要格外警惕,未经工作人员允许不要随便闯入。

当然,我们还是有必要了解一下电离辐射的生物效应和三个防护基本原则。电离辐射的生物效应按剂量-效应关系分类,可以分为随机性效应和确定性效应。辐射对人体的作用是一个非常复杂的过程,在电离辐射作用下,人体内的核酸、蛋白质等生物大分子会被电离或激发,使细胞功能及代谢遭到破坏。另一方面,如果剂量不高,机体可以通过自身代谢过程对受损伤的细胞或局部组织进行修复,修改程度既与初始损伤的程度有关,又因个体差异而有所不同。电离辐射的三个防护基本原则是指:时间防护、距离防护和屏蔽防护。即尽可能缩短接受射线照射的时间;尽可能远离放射源和放射性污染区；利用铅板、钢板或墙壁等挡住或降低电离辐射强度。

2. 知"辐"才有"福"

正确理解辐射的特点和防护原则，有助于帮助我们更好地应对日常生活中的辐射，避免人云亦云，被人误导。

（1）手机使用小窍门。移动电话已成为现代通信和生活的重要部分。移动电话通信通过一个称为基站的固定天线网络发射电磁波。这些电磁波属于非电离辐射，移动电话是低功率射频发射器，手机打开时才传输电磁波。随着手机电磁波传输距离不断延长，功率以及用户射频辐射接触量也会迅速衰减。因此，使用移动电话时与身体保持 30~40 厘米距离，接触的电磁辐射会大大低于把手机放在耳边接听。除了使用"免提"，或用耳机接听电话使移动电话与头部和身体保持一定距离以外，限制接听电话的次数和通话时间，也会减少接触量。在过去几十年中，科学家进行了大量研究以评估移动电话是否会带来潜在的健康风险。迄今为止，尚没有确切的证据证实移动电话的辐射会对健康造成明显的不良后果。

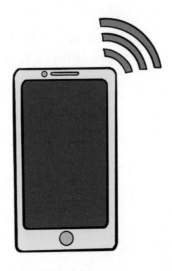

(2)仙人掌能防辐射吗？有人说，仙人掌能够防辐射。然而连仙人掌自己也表示"并不知情"，难道是因为它全身都长了放射状的刺吗？另一个经常听到的说法是：穿孕妇防辐射服可以防止胎儿受到辐射。实际上，我们日常生活环境中的电磁辐射本身就很小，目前也没有研究结果证明这些日常环境中的电磁辐射会造成孕妇流产或畸胎，因此不必担心和恐慌。

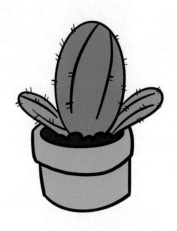

(3)X 射线行李包安检仪的辐射危害有多大？为保障公众的人身安全和交通的正常运转，X 射线行李包检查系统(安检仪)已经被广泛应用于口岸、机场、港口、客运站、火车站、地铁等公共场所，对行李包进行透视检查。安检仪工作时会产生低剂量电离辐射，正常使用是安全的，但如果使用不当或防护不善，仍可能对人体产生不必要的辐射。小伙伴们要养成一个习惯：过安检时不要将头、手伸进安检仪内部拿行李。据实验模拟结果，假设一个人每年上班 300 天，每天两次经过安检仪，每次耗时 20 秒，如果安检仪进出口处的铅帘始终保持完整，此人一年中受到的电离辐射总量为 1 毫希的 1/14 000；即使铅帘受到损坏，打开了 3 个 5 厘米宽的缝隙，此人一年中受到的辐射总量也仅为 1 毫希的 1/120。因此，与生活中不可避免的每年 2.4 毫希的天然辐射相比，安检仪造成的辐射不至于对健康构成严重威胁。

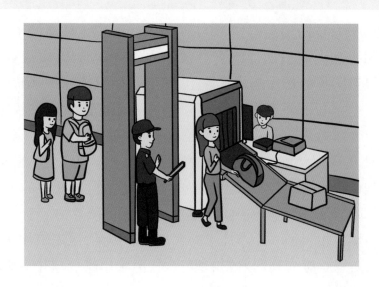

　　(4)还能愉快地坐飞机吗？飞机在空中飞行时会受到较高剂量的电离辐射,这与高空中宇宙射线辐射强度比地面高有关。有人曾对我国国内34条航线的宇宙射线进行了测量,结果显示,在距地面1万米处(平均飞行高度)飞行,宇宙射线的照射强度是海平面的100多倍。乘飞机长途旅行确实会增加个人受照剂量,而对于普通乘客的乘飞机出行量来说,大可不必担心受到的宇宙射线辐射。以北京到巴黎往返为例,往返飞行受到的辐射剂量约为0.1毫希,仅为我国辐射防护标准规定的公众受照剂量控制限值1毫希的十分之一,这样微小的剂量是可以忽略的。即使每年飞行100小时,所接受的宇宙辐射也基本在可控范围内,大家还是可以愉快地坐飞机。

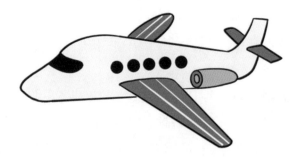

（5）碘盐能防辐射吗？ 2011 年日本福岛发生核泄漏事件时，国内超市和商店里的加碘食盐被抢购一空。那么，碘盐真的能起到辐射防护的作用吗？实际上，稳定性碘只能保护甲状腺，对身体其他部位起不到防护作用。因为碘元素亲人体甲状腺，如果稳定性碘抢先占据甲状腺部位，就可以避免放射性碘 -125 或碘 -131 进入甲状腺，防止其发射的射线对甲状腺产生不良影响。也就是说，碘确实具有一定的防护作用。但是，碘盐中的碘含量微乎其微，对比我们在辐射事故发生前服用的碘片，3 千克食盐中的含碘量才相当于一片碘片中的含碘量。因此，服用碘片在核事故时预防甲状腺受到辐射影响很重要，但服用碘盐却并不能起到任何防辐射作用。

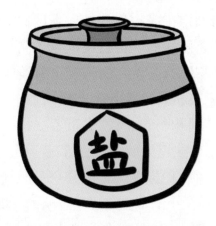

（6）辐射都是有害的吗？随着电子技术的迅猛发展和普及，广播、导航、遥控、食品加工、医学理疗、酒类陈化以及塑料热合加工，还有人们日常生活中普遍使用的电视、手机等，都广泛采用了辐射技术。可以毫不夸张地说，离开了辐射，我们就难以维持高质量的生活。

在电离辐射方面，人工辐射在医疗、工业、农业、军事、航空航天、能源等领域已经有了越来越广泛的应用。其在医学上的广泛应用已经为人类健康作出了重要贡献。我们熟知的核能，作为高效、安全的绿色能源,在能源供应方面具有举足轻重的地位,而核电站周围的辐射水平也与其他地区的天然辐射水平没有显著差异。辐射还可以抑制大蒜、豆类生芽,延长蔬菜、果脯的保鲜期。相当一部分农作物是由辐射育种选出,例如我们常吃的大豆、水稻等,辐射育种提高了产量和品质,但农作物本身并不会因为其种子接受过辐射而对人体产生危害。

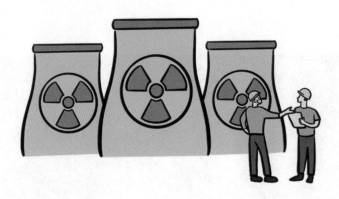

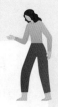

有限空间，如何营救

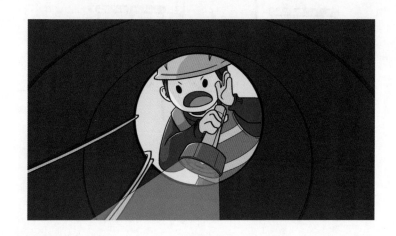

"队长，快，我们的工友在污水井下面被困，晕倒了！"

"等等！"

"作为一起为生活奋斗的工友，现在人命关天，难道不应该争分夺秒去营救吗？"

"等等，等等，再等等！"

"啊！磨蹭啥？"

这时，有人带着应急救援培训来……了！

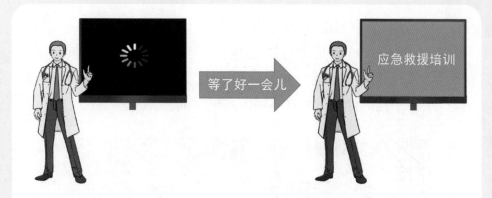

等了好一会儿

应急救援培训

　　朋友们,前面虽然是个小故事,但你知道吗? 这样的情境下还真的不能盲目下去救人。大部分的井下作业伤亡事故,往往都是由于盲目施救而导致伤亡人数增加! 这里要向大家普及一个重要的概念:有限空间。

1. 有限空间是什么

　　有限空间也叫密闭空间,是一个有形状的、与外界相对隔离的空间。它既可以是完全被封闭起来的(有盖儿),也可以是部分封闭的(没盖儿)。

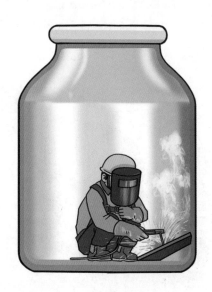

顾名思义，有限空间的容积、形状、构造和进出口大部分都比较狭小，但是人员还是可以进入并开展工作的，可能就是有点儿挤。如果开口的尺寸或空间的容积很小，人员不能进入的话（例如仅有观察小孔的储罐），也就不属于有限空间。

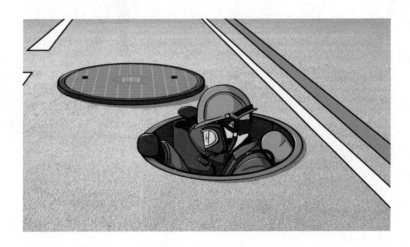

有限空间不是固定的工作场所，在设计上并没有按照固定工作场所一样考虑采光、照明、通风等要求，人员只是在必要时才会进入里面进行临时性、阶段性工作。这样一来，有限空间内又暗又不通风，容易造成有毒有害、易燃易爆的物质积聚，或者导致氧含量不足，所以说在有限空间中工作的危险性极高。

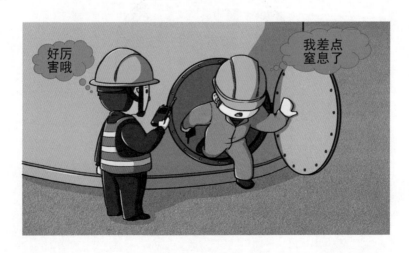

有限空间可以分成三大类，分别是地下有限空间、地上有限空间和密闭设备。

地下有限空间：如地下室库、地下工程、地下管沟、隧道、涵洞、废井、地窖、沼气池、化粪池、污水处理池等。

地上有限空间：如粮仓、料仓、酒糟池、发酵池、纸浆池等。

密闭设备：如船舱、烟道、储罐、反应塔、反应釜、窑炉、管道及锅炉等。

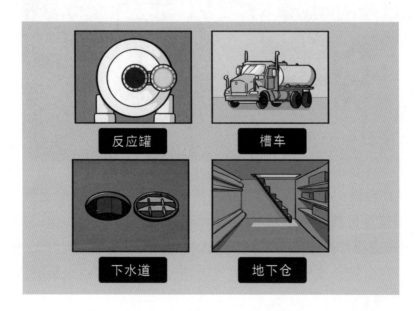

反应罐　　槽车

下水道　　地下仓

说完了有限空间，那有限空间作业自然是指人员进入有限空间去干活了。常见的有限空间作业主要有清除、清理作业；设备安装、更换、维修作业；涂装、防腐、防水作业；巡查、检修等。

2. 有限空间作业有什么风险

（1）中毒：有限空间内有毒气体的来源有很多，包括有限空间内存储的有毒物质挥发、有机物分解产生的有毒气体，进行焊接、涂装时产生的有毒气体，相连设备和管道中有毒物质的泄漏等。当有毒气体超过一定浓度时，就可能存在中毒的风险。

(2)缺氧:当空气中的氧含量低于6%时,40秒内即可致人死亡!在有限空间内,如果积聚了足够的单纯性窒息气体或发生耗氧性化学反应,就可能会造成缺氧,工作人员就会面临缺氧的危险。

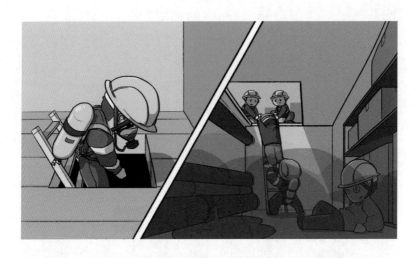

(3)燃爆:这个风险可不是说笑的,若是有限空间中积聚了氢气、甲烷等可燃性气体,或者玉米淀粉、煤粉等可燃性粉尘,与空气混合形成爆炸性混合物,当浓度达到爆炸极限,再遇到明火、化学反应放热、撞击或摩擦火花、电气火花、静电火花等点火源时,就会发生爆炸。

(4)其他风险:此外,有限空间内还有可能存在淹溺、高处坠落、触电、物体打击、机械伤害、灼烫、坍塌、掩埋和高温等风险。

现在,知道为什么不能盲目去救人了吧!每位劳动者都要注意做好职业防护,每一份职业都有隐患和风险,我们再来听听小张的故事吧。

今天,小张的新工作开始了,一进入到工厂,就看见反应罐入口最显眼的位置上贴有一块安全告知牌。

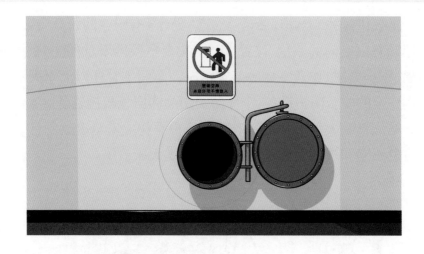

　　在正式上岗前,单位还给新员工举办了有限空间作业专项培训。老师耐心地为他们讲解了有限空间作业安全基础知识、作业安全管理、危险因素安全防范措施、安全操作规程、防护设备、个体防护用品、应急救援装备的正确使用以及应急处置措施等。知识很多,眼皮很重,但一想到安全问题,他还是拍醒了自己。培训不只是针对作业人员,分管负责人、安全管理人员、作业现场负责人、监护人员、应急救援人员等全都要参加培训。

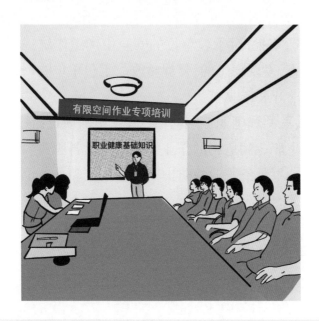

　　不仅讲理论, 老师还带着大家学习记录有限空间管理台账, 用于记录有限空间的数量、位置、名称、主要危险因素、可能的事故及后果、防护要求、作业主体等基本情况。车间主管还向大家展示了种类齐全的安全防护设备、个体防护用品和应急救援装备。

　　第二天一大早, 主管通知他, 单位根据作业安全事故制订了专项应急预案和现场处置方案, 今天就组织大家演练。

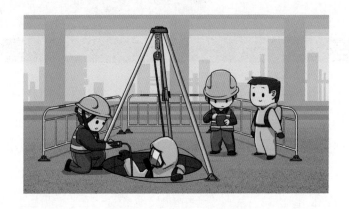

　　有限空间作业涉及发包管理的, 发包单位应与承包单位签订安全生产管理协议, 明确双方的安全管理职责, 或在合同中明确约定各自的管理职责。发包单位对承包单位作业方案、内部审批手续等事宜进行审批, 对承包单位的安全生产工作统一协调、管理, 定期进行检查, 发现隐患的, 督促整改。承包单位要严格按照有限空间管理要求开展作业。

　　《中华人民共和国职业病防治法》中明确规定: 任何单位和个人不得将产生职业病危害的作业转移给不具备职业病防护条件的单位和个人。不具备职业病防护条件的单位和个人也不得接受产生职业病危害的作业。

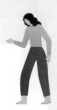

平时不重视，谁都"癌"莫能助

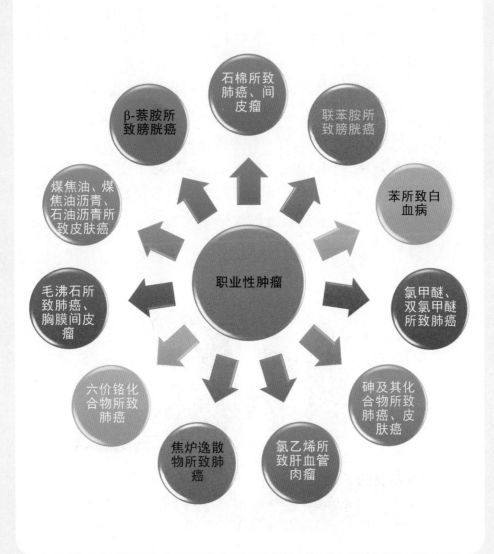

1. 职业性肿瘤的发现

职业性肿瘤是在工作环境中长期接触致癌因素，经过较长的潜隐期而患某种特定的肿瘤。这些能引起职业性肿瘤的因素，称为职业性致癌因素。职业性肿瘤是如何被发现的呢？它源于 200 多年前的烟囱清洁工。在那个工业还不太发达的年代，很多事情都得依靠人力劳动。18 世纪的欧洲，有一种很常见的疾病叫"烟囱清扫工人癌"。清扫烟囱得进入烟囱的内部，当时的烟囱设计相对比较狭窄，能爬进去的只能是 4~7 岁之间的小孩。他们的皮肤会反复暴露于烟囱灰尘中。

1775 年，英国的外科医生珀西瓦尔·波特首次提出癌症可能是由环境致癌物引起的。他发表了关于烟囱清洁工职业性癌症的报告，并在报告中指出，有一种不同的疾病是特定人群特有的，但没有被公众注意到。他建议，如果肿瘤局限于皮肤，就进行手术切除。但他也发现，病人手术后出院时似乎很好，但在几个月的时间里，又出现了睾丸或腹股沟腺体的疾病，随之而来的则是痛苦和死亡。

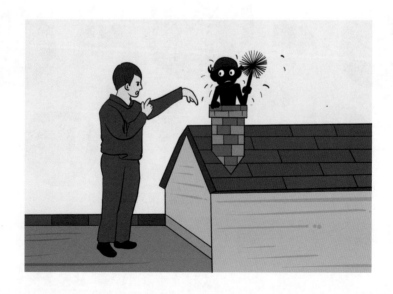

后来，越来越多的职业性致癌因素被发现，包括化学、物理和生物因素，其中最多见的为化学因素。每个国家会根据本国实际情况将职业活动中某些致癌物所导致的肿瘤列为职业病。在中国，目前有 11 类肿瘤被纳入了职业病名单，它们分别是：①石棉所致肺癌、间皮瘤；②联苯胺所致膀胱癌；③苯所致白血病；④氯甲醚、双氯甲醚所致肺癌；⑤砷及其化合物所致肺癌、皮肤癌；⑥氯乙烯所致肝血管肉瘤；⑦焦炉逸散物所致肺癌；⑧六价铬化合物所致肺癌；⑨毛沸石所致肺癌、胸膜间皮瘤；⑩煤焦油、煤焦油沥青、石油沥青所致皮肤癌；⑪β - 萘胺所致膀胱癌。

2. 职业性肿瘤的特征

职业性肿瘤和非职业性肿瘤在临床症状上并没有什么差别，也就是说患者的症状都是一样的。但由于是在职业接触过程中产生，这些致癌因素也有其作用特征。

（1）潜隐期：从你第一次接触致癌物到患上肿瘤会相隔一段时间，这段时间就叫作潜隐期。至于为何正常的细胞会变坏呢？得从我们的 DNA 说起。大家都知道人类的遗传物质是 DNA，很多疾病是 DNA 突变导致的，本来 DNA 按照正常顺序复制是永恒不变的，结果有一天它出错了，把 123456 复制成了 124356，看起来差不多，实际上产生的后果差别可能会很大。当然这还受到细胞对损伤的修复能力、免疫系统的有效监督等因素影响。不同的致癌因素，潜隐期也不同。放射线致白血病可能只需要 4~6 年，而石棉诱发间皮瘤可能需要 40 年以上。尽管如此，由于职业性接触的程度比较强，职业性肿瘤比非职业性的同类肿瘤更提前，发病年龄会比普通群众更早。

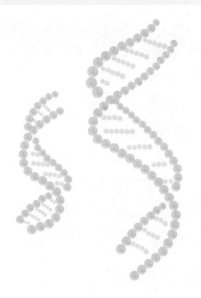

（2）阈值的问题：阈值问题其实是量的问题，有的科学家比较严格，认为一丁点的危害就是肿瘤的开端；有的学者则认为，人体有修复能力，会纠正小错误。就像射击一样，致癌因素需要像子弹一样打到关键的 DNA 上才会导致 DNA 改变。但这是有一定概率的，好比你用子弹打靶，多发子弹打中靶心的概率肯定比一颗子弹大，因此诱发癌症的概率应该是随着剂量增加而增大。此外，人体修复有双重保护机制，一是"丢卒保车"式的保护手段，像壁虎遇到危险会自动断开尾巴来诱惑敌人帮助自己逃跑一样，先让危险因素攻击细胞内其他物质，如蛋白质、DNA 中非关键部分，这样就能保护关键的 DNA 免受攻击；二是细胞有自身修复系统和机体免疫系统的监督，假如突变的 DNA 细胞自己无法修复，那么还有免疫系统来监督或者消灭它，避免其继续危害身体。这就是"一次击中"学说和"无作用水平"学说两个学派的产生。一次击中学说比较激进，认为人类不该接触任何致癌物，而无作用水平学说比较有包容性，认为就像抽烟一样，只要有一个度，人体是不会轻易得肿瘤的。目前科学家们仍然没有完全解决这个问题。

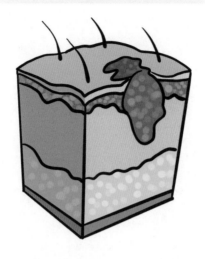

　　(3)好发部位：职业性肿瘤往往有比较固定的好发部位或者范围，由于皮肤和肺是职业性致癌物进入机体的主要途径和直接作用器官，因此职业性肿瘤在皮肤和呼吸系统比较常见。一个器官受损会累及多个器官受损，例如部分导致肺癌的致癌物可以引发气管、咽喉、鼻腔或鼻窦的肿瘤。当然，也有一些致癌物接触部位和损害部位不在同一处，例如皮肤接触芳香胺会导致膀胱癌。有的致癌因素会产生连锁式损害，同一致病因素可导致多种肿瘤，如砷可诱发肺癌和皮肤癌。此外，还有少数致癌物可引发多种肿瘤，如电离辐射可引起白血病、肺癌、皮肤癌、骨肉瘤等。

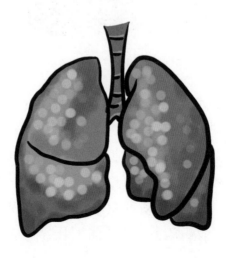

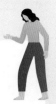

攻守之道，何时能了

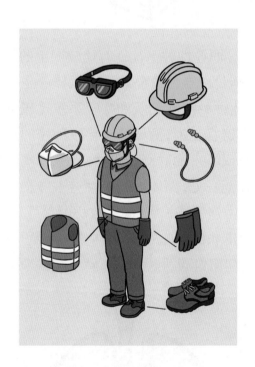

　　攻守之道在《孙子兵法》中有非常详细的辩证阐述，职业危害因素与健康防护的相互关系似乎也在一攻一守间不断地寻求平衡。危害因素的"攻"与个体防护的"守"，成败因人而异，因现场而异，不能一概而论。本章我们来讲一讲"守"中的劳动防护用品，它是指由用人单位为劳动者配备的，使其在劳动过程中免遭或减轻事故伤害及职业病危害的个体防护装备。

1. 劳动防护用品分类

劳动防护用品也叫个体防护装备，按防护部位不同主要分为以下几类：

(1)头部防护；   (6)手部防护；

(2)眼面防护；   (7)足部防护；

(3)听力防护；   (8)坠落防护；

(4)呼吸防护；   (9)其他防护；

(5)防护服装；

职业健康防护中，听力防护和呼吸防护是目前公众普遍关注的焦点，因此我们主要围绕听力防护和呼吸防护来展开。

2. "狮吼功"的霸道及破解

经济发达地区由于产业结构升级，机械化、自动化生产设备的普遍运用使得噪声成为场所中突出的危害，职业性噪声聋正在逐渐成为传统职业病中的常见病。

有研究显示，125分贝的声音，已经会让人感到头痛。如果突然暴露在160分贝以上的噪声中，轻者鼓膜破裂出血，双耳失去听力，重者内脏受损，甚至导致死亡。

"狮吼功"尽管霸道，却也有很大的缺陷，如果别人提前堵上了耳朵，那它的伤害效果就会极大地减弱。这也决定了它必须出其不意地进行攻击。同时，它的伤害范围是全域的，所以难免会有敌我不分的缺点，情急之下使用，可能在伤害到敌人的同时，把自己的兄弟也打倒。工作场所和生活中的各种"狮吼功"一般不至于让人突然毙命，但在噪声的长期影响下，容易让人放松警惕导致耳聋。想要破解生产设备等噪声源的"狮吼功"，采用听力防护用品是一种简单、直接且有效的方式。只不过，不能以一个不变的护听器来应对万变的"狮吼功"，其中另有奥妙。

如何正确选用护听器呢？常见的护听器可以分为耳塞和耳罩两大类。耳罩的形状像耳麦,其特点是佩戴时显眼,易于监察,容易佩戴,降噪效果稳定。还有一种就是耳塞,是可以插入外耳道的有隔音作用的护具,常见的有预成型耳塞、泡棉耳塞和个体定制耳塞。不同的护听器有不同的适用性。

正确选用护听器

耳罩
特点：佩戴时显眼易于监察，容易佩戴，降噪效果较稳定。
举例：耳塞佩戴不方便或易受污染时适用（例如，当您戴着手套、双手或作业环境比较脏的情况）。

泡棉耳塞
特点：小巧易携带，降噪效果好，长时间佩戴较舒适，但佩戴方法复杂。
举例：需要高降噪效果时，或需要与安全帽、护目镜等其他防护用品配合使用时，或炎热环境下适用。

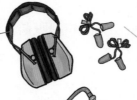
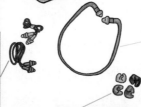

预成型耳塞
特点：小巧易携带，可重复使用，容易佩戴，长期使用成本低。
举例：当需要与安全帽、护目镜等其他防护用品配合使用时，或者炎热环境下，或员工手比较脏时适用。

耳机型耳塞
特点：用头箍夹紧耳塞，头带可放在下颌、颈后或头顶位置，佩戴方便，降噪能力中等或偏低。
举例：频繁进出噪声环境时，耳塞可以快速佩戴和摘取。

个体定制型耳塞
特点：小巧易携带，可按具体需要选择合适的降噪值，容易佩戴，但价格较高。
举例：当耳道形状难以适合其他耳塞时，又不方便采用耳罩防护时适用。

长时间在高噪声环境下工作,务必佩戴好听力防护用品。护听器在正确佩戴时都有保护听力的作用,但是让工人愿意坚持全程佩戴才是最重要的。选用护听器时应当考虑作业条件和使用者的特殊要求。根据噪声暴露强度,选择单值噪声降低数(SNR 值)合适的护听器;受温、湿度等气候条件影响,在湿热环境下尽可能选用耳塞；充分考虑对工人和操作的限制以及工作中沟通的需要；尽量选用舒适性较高的产品，让使用者愿意佩戴，保证足够的佩戴时间。

正确选择了听力防护用具，还需要正确的佩戴方法。泡棉耳塞的佩戴方法稍复杂，为了使泡棉耳塞起到最佳的降噪效果，佩戴时请谨记"搓、拉、扶"三步骤。记得佩戴前洗净双手，可防止污垢和细菌进入耳道。

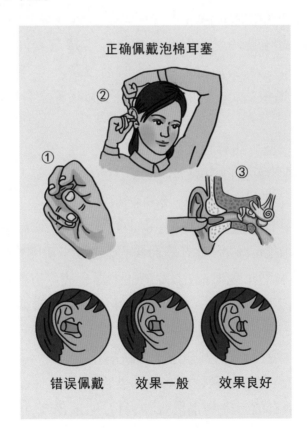

正确佩戴泡棉耳塞

错误佩戴　　效果一般　　效果良好

搓：用手来回转动，尽量将耳塞前部搓细；

拉：用对侧手从头后部绕过，将耳廓向上向外拉起，以打开耳道，之后将搓细的耳塞大部分塞入耳道；

扶：轻扶耳塞直至其完全膨胀定型，此时自己的声音听起来有些低沉,说明耳塞密合良好。

佩戴好耳塞后,应做耳塞佩戴气密性检查。进入噪声作业环境,双手手掌盖住双耳,听外面的声音,然后将双手拿开,如果前后听到的声响没有明显区别,说明密合良好;如果声响差别较大,说明耳塞没有与耳道很好地密合,需要重新佩戴。

3. 空气污染物与呼吸防护用品的"江湖恩怨"

洁净的空气中主要包含水分子、氧气、氮气等气体,这也是人类赖以生存的呼吸环境。但空气中也经常掺杂着许多空气污染物。这些空气污染物,通过人的口鼻轻易侵袭人体,轻者影响呼吸道,引发呼吸道疾病,重者可引起中毒、尘肺病等全身性疾病,甚至导致死亡。

(1)攻——空气污染物在江湖

空气污染物可以分为两大门派。

1)"逍遥派"——气态空气污染物

这一派中有些属于狂躁型,攻击性十分强,常常导致急性中毒,轻者眼鼻刺激、咳嗽,重者毙命身亡。例如工厂贮罐中的氨气、氯气等,容易突然出现泄漏,引发急性中毒事故。有些则是笑里藏刀型,经常在不经意间杀人于无形。例如冬天烧炭取暖导致煤气(一氧化碳)中毒;苯等有机溶剂初闻起来还有一股芳香味,但长期接触就会导致慢性中毒,甚至患上白血病。

2)"实粒派"——颗粒型空气污染物

实粒派中有的污染物很嚣张,明目张胆地出现,形成高浓度的粉尘、烟雾等,例如建筑、拆迁、切割、打磨过程中产生的粉尘,电焊操作产生的烟雾等。它们看似仙气缭绕,实则嚣张跋扈,不容易对付,令人呼吸道不胜其烦。

如果不能将它们控制在萌芽状态,它们就会四处逃窜分散开来,长时间悬浮并潜伏在空气中,防不胜防,犹如温水煮青蛙般,等你发觉时,它已经在你体内潜伏多时,粉尘导致的尘肺病就是典型的例子。

更有一些如花粉、孢子、细菌、病毒等,它们就像刺客,悄无声息地进入呼吸道,在人身体里作威作福。而且颗粒越小,进入呼吸道的位置越深。

(2)守——呼吸防护有秘笈

这些空气污染物在与人类智慧的博弈中,还是遇到了克星。其中一类克星,叫做呼吸防护用品,它令空气污染物难以侵入人体,无法发挥作用。所以选择合适的呼吸防护用品,就相当于为人体建起一道屏障。而呼吸防护用品种类颇多,想要发挥其功效,还得练就三招独门秘笈。

1)金刚不破罩——以厚挡薄

以粉尘为例,空气中粉尘浓度低的时候(超标不超过 10 倍时),一个专用防尘半面罩(只罩住口鼻)就可以挡住粉尘;但是浓度超标 10 倍甚至成百上千倍时,就要选用防护级别更高的全面罩,甚至还要配个供气管来供气。

注:空气污染物都有一个危害因数(现场有害物浓度/职业接触限值),可以通俗理解为超标倍数;同时,防护用品也有一个指定防护因数(APF),可以理解为降低危害的倍数。防护因数要大于危害因数才能起到保护作用。

举个例子:如果身处的空气中有甲苯,其危害因数为 12,那么选择防护因数为 10 的半面罩,就很难抵挡其侵害。

2)阴阳调和罩——对症下药

对付有害气态污染物可以使用活性炭。气态污染物通常采用活性炭类防护面罩。活性炭可以利用超大的表面积,将有害气体进行物理吸附和/或化学反应,将有毒气体挡在呼吸道外。

注:

物理吸附:利用活性炭巨大表面积的吸附性能,将有毒蒸气吸

附,阻止它进入口鼻;

化学反应: 滤毒罐内含有催化剂,可以将某些无机类气体,比如甲醛、汞蒸气等,通过催化作用使其毒性大大降低。为了能够见招拆招对付有毒气体,人类发明了不同型号的滤毒罐,可以根据毒物类别进行针对性选用。例如,接触有机蒸气(如苯、甲苯),需要使用 A 型滤毒罐。

不一样的滤毒罐用于不同化学毒物暴露		
类型	标色	防护对象
A型	褐	有机气体或蒸气
B型	灰	无机气体或蒸气
E型	黄	二氧化硫和其他酸性气体或蒸气
K型	绿	氨及氨的有机衍生物
Hg型	红	汞蒸气
H_2S	蓝	硫化氢气体
CO	白	一氧化碳气体

对付颗粒状物质可以使用滤棉。滤棉的作用有两个,一是像纱窗或筛子,将颗粒物挡在外面;另一个作用是通过静电吸附作用,阻止颗粒物穿透防护层。

3)伸缩千面罩——千面万化

口罩佩戴时与人脸有密合度要求,只有密合度良好,才能达到它预期的防护效果。有的人脸比较瘦小,有的人脸比较宽长,应当根据自己的脸部大小来选用适合的口罩。

小提示:呼吸防护用品更换时间。

对于随弃式口罩,罩如其名,它不太需要维护,当它脏污、破损时,该扔就扔。对于可更换式口罩,则需要使用者经常清洁维护。

对于防毒面罩,根据污染物种类、浓度、劳动强度、环境温湿度的不同,滤毒罐的使用寿命不同,目前无法准确评估它们的使用寿命。因此,如果佩戴时能够闻到有害气体,说明它可能已经失效了,应当及时进行更换。

4. 攻守之道,何时能了

针对作业场所中的危害因素采用劳动防护用品虽然是一个较简单、直接的方式,但却不是首选的策略。既然防控的目标是防止和控制危害因素,保护和促进劳动者的健康,那么以攻为守,考虑如何能够从源头控制和消除这些危害因素,才是最优的防控策略。

淘汰落后的生产工艺,用无毒或低毒的物质替代有毒或高毒物质,是从源头上解决问题的最佳办法。改进设备和工艺过程,采用通风、降噪、隔离、自动控制等工程防护设施来降低和消除职业病危害因素,能够有效地将员工与危害因素分开,避免接触。管理措施看似属于软性措施,但在危害防控方面有关键作用,例如设置合理的轮班制度以减少危害接触时间、制订并严格落实操作规程、加强员工培训教育等都能够有效减少工作过程中产生的健康风险。个体防护其实属于最后一道防线,只有前面的防控措施不能消除或无法有效控制危害时,才考虑采用个体防护。

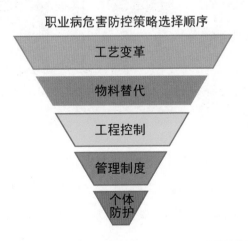

职业病危害防控策略选择顺序

工艺变革

物料替代

工程控制

管理制度

个体防护

　　以场所中常见的局部排风装置为例,我们来分析一下工程控制和管理制度在危害防控中的重要作用。车间的局部排风装置能够将车间内空气中有害的粉尘、烟、雾、化学毒物等排出,从而保护员工的健康。但是,为了使这些防护装置有效地发挥作用,还需要注意以下几点:

　　(1)根据生产和操作特点采用形式适宜的防护装置;

　　(2)只有在正确的位置安装才能发挥作用;

　　(3)排风量应当足够,确保能够将有害物质排走;

　　(4)防护装置在使用过程中应当定期检查和维护;

　　(5)安装的时候应当考虑便于日常检修维护;

　　(6)如果您移动了它们,请确保防护仍然有效;

　　(7)每次使用前都要检查防护装置是否有效;

　　(8)每个工人都应当学会如何正确使用防护装置。

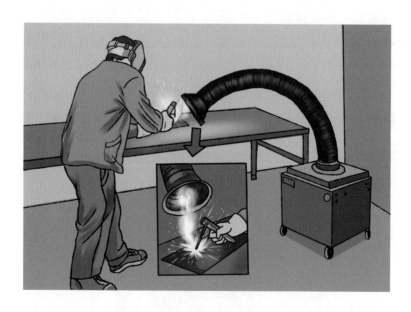

局部排风装置的日常检查维护要点包括:

　　(1)装置应将全部有害粉尘、烟、雾、化学毒物等排走;

　　(2)注意部分有害物是肉眼看不见的;

(3)装置尽量靠近有害源,确保其防护效果;

(4)装置是否存在防护效果下降的迹象,例如闻到有害物的气味或见到积尘;

(5)装置应定期检测,并在检测有效周期范围内使用;

(6)在使用过程中不应有异常响声或者振动;

(7)如果察觉装置有问题,须立即向上司汇报。

攻守之道,何时能了? 与其抱着防护用品死守眼耳口鼻等侵入关口,不如主动出击从源头杜绝和控制危害,还员工一个健康洁净的工作场所。

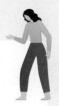

半夜还得上班，这谁顶得住

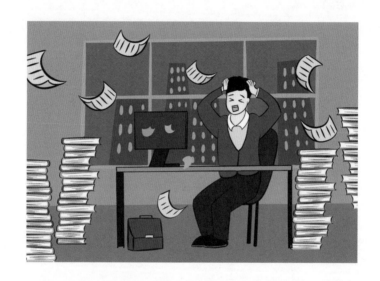

　　有那么一群在夜深人静时工作的劳动者，每次熬夜都是劳心又劳身！接下来就跟大家谈一下"夜班作业"的危害。

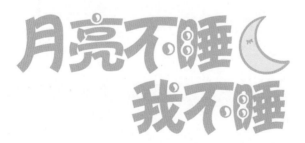
月亮不睡　我不睡

夜班作业是指利用一天中通常用于睡眠的这段时间进行的职业活动。简单来说就是别人在睡觉，你却顶着夜晚在上班。夜班作业是轮班劳动中对劳动者身心影响最大的作业，若是安排不当，对安全和健康都有较大的影响。

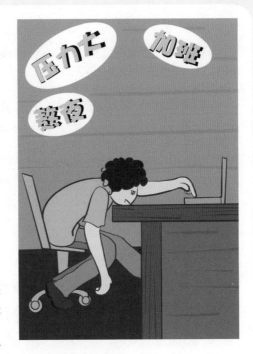

有测试表明，劳动者在夜间的反应时间会明显延长，警惕性会降低，特别是在凌晨4:00—6:00之间，劳动者的警惕性较白天14:00—16:00之间明显降低，应激反应的速度也会比白天更慢。

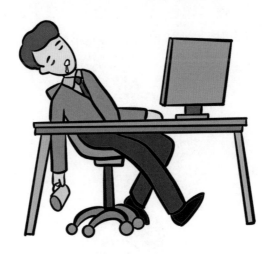

警惕性对于工业监督检查、自动化生产仪表的监视与调整工作都非常重要。因为这类工作任务要求能够在相对不变的荧光显示屏或仪表上寻找偶尔发生的微小的不正常变动，并且及时加以调整，才能保证生产得以正常进行。

　　也就是说,很多夜班劳动者必须谨慎、谨慎、再谨慎！时时提高警惕,不容一丝错乱！这对夜班劳动者来说也是一种生理挑战。

　　日出而作,日落而息,随着白天和黑夜的切换,我们的身体有不同的生理规律,形成了昼夜节律,但白天确实不懂夜的黑对人体有多大用处。身体中有一种神秘的激素在白天分泌受抑制,但在夜晚分泌旺盛,这就是褪黑素。褪黑素在调节人体昼夜、季节以及"睡眠 - 觉醒"节律方面有重要作用,同时有清除有害自由基的功能。现代工业社会中,夜班作业工人在一片明亮灯光中值班,没有了黑夜,褪黑素分泌减少,人体昼夜节律被打乱,一连串有害效应相继而来。研究表明,夜班作业使工人血压、血脂、尿酸、血糖等升高,可引起代谢综合征发生,同时影响夜班工人的睡眠质量。可见,夜班作业不仅仅是影响工作效率的问题,更和你的健康息息相关。

　　人体经过多次夜班作业后,可能会因睡眠不足引起进一步的心理障碍,对社会和家庭生活也会有明显影响。

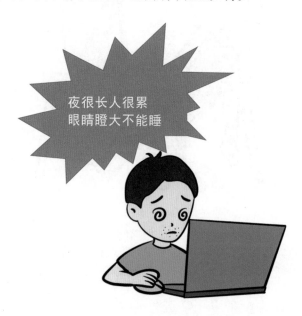

　　此外，由于长期值夜班的人，白天大都处于休息状态而很少外出，几乎断绝了时时更新的社会信息，往往致使他们产生与世隔绝的孤独感，各种心理问题、病症也会随之而来。如何对夜班进行科学安排，既要保障生产，又要兼顾劳动者的身心健康，这不仅是对生产组织者的考验，也是对劳动者心理素质的一种考验。

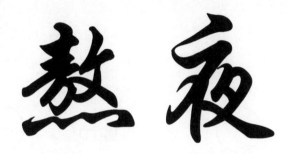

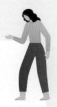

工作单调，状态不能单调

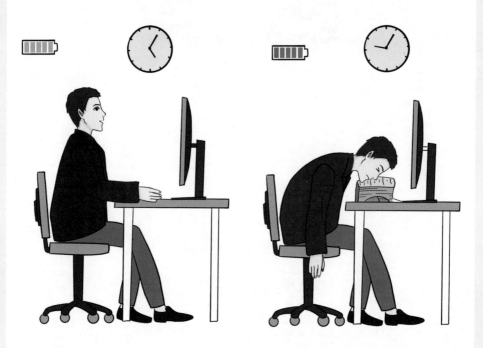

　　今天的你是"元气满满"还是"枯燥乏味"的一天呢？职场中有这么一部分群体，上班垂头丧气，下班神采奕奕。原因不是他们懒惰，而是手里的工作太过于单调。

　　有些十分单调的工作，专业上我们把它称之为单调作业。指千篇一律，重复、刻板的劳动／工作过程。

　　那么问题来了，什么样的工作属于单调作业呢？让我们先来围观一下月饼的生产过程:一块月饼的诞生大概需要经过选材、裹馅、烘烤、包装几个步骤,而在月饼生产车间里,这几个步骤分别交由不同岗位的工人来完成。所以,当你走进生产车间时,你会看到有的工人一整天都在重复裹馅的动作,有的工人一整天都在重复包装的动作;这便是单调作业的一种类型,通过不同的人分别完成被细分的阶段任务,从而达到完成整个复杂劳动任务的目的。对于企业来说,精细分工可以极大限度提高生产效率,但对于劳动者来说,他们一天中的大部分时间都在重复这些简单、刻板的劳动过程。

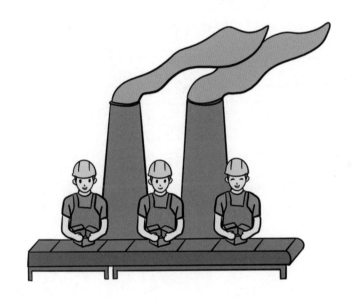

　　单调作业除了上述提及的类型外,还有另外一种类型:劳动者被分配到自动化或者半自动化生产控制台前,然后要做的便是擦亮双眼,完成观察、监视仪表的工作。这种类型的工作任务核心就是观察,打起十二分精神来观察!即使生产一直正常,也要时刻注意,以防万一。

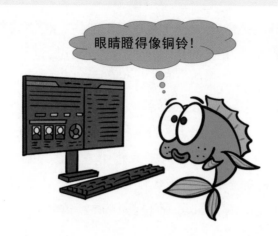

　　这样的工作虽说看上去简单,容易上手。可大家是否知道,如此单调的工作可能引起人们复杂的情绪呢?

　　由于单调作业而引起的情绪,我们称之为单调状态,而各种各样的单调作业都能导致不同程度的单调状态。单调状态的主观感觉为不同程度的倦怠感、瞌睡、情绪不佳、无聊感、中立态度等。这熟悉的感觉,不正是你上班时的感受吗?

　　另外,对于那些长期从事单调作业而不适应的劳动者来说,他们除了会产生疲劳症状外,还会有以下影响:

　　(1)身心健康水平下降;

　　(2)劳动能力与生产能力下降;

　　(3)工伤事故增多;

　　(4)因病缺勤率增高;

　　(5)工人的创造精神受到抑制;

　　(6)下班后不想参加社会活动等。

　　大家可以自我检查一下,看看这些症状是否在你身上出现过。当我们发现自己或者身边的人"中招"时,就该敲响警钟了。因为,从职业心理学的角度看,我们应把单调作业作为一种职业性有害因素认真对待,特别是对那些耐受性较差的人,危害会更为明显。

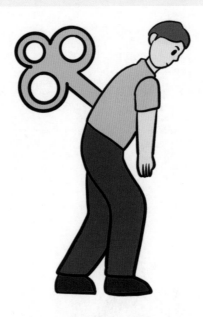

只有对其加以重视,掌握正确的方法预防和调整单调状态,才能在职场上看到大家活力满满的样子哦!

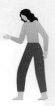

电脑办公族，这些健康窍门要记住

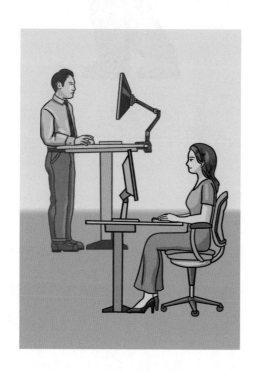

　　现代化办公设备让我们享受到了科技带来的便利快捷，同时也会给健康带来一定影响。现代职业人群中，有很大一部分需要长时间保持坐姿完成工作任务。对于需要久坐的上班族来说，保持正确的坐姿显得尤为重要。坐姿不良可以导致偏头痛、脊柱弯曲、背部僵硬、腰椎间盘突出、腿部浮肿、膝关节刺痛、视力损害等多种健康损害。如果上班久坐一族出现可以排除其他病因的头痛、背部不适、视力下降或椎间盘突出症状加重等，应重视并检查自己的办公坐姿是否正确。

看看下面这些奇葩的坐姿吧。

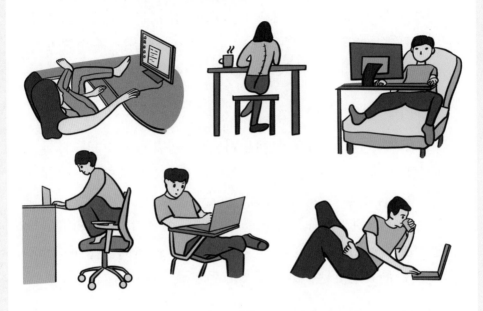

此外，长期使用电脑等视屏终端工作带来的职业健康问题是多种多样的，对健康的危害可能是综合的，其中包括电磁辐射，屏幕的反光、眩光和闪烁对视觉造成的负荷，长时间专注地盯着屏幕和文件及进行键盘操作所引起的视力紧张、精神紧张和"颈肩腕综合征"等。

在职业健康领域，工效学是以人为中心，设计最适合人体使用的工作间、器材、工具及工作方法等，以提高生产力及工作效率、简化工作程序、减少出错以及降低发生工伤意外的可能性，目的是保证人在工作时的健康、安全、舒适和效率。除了应用于工业之外，人体工效学也适用于办公室，为文职人员提供一个安全、健康及舒适的工作环境。下面就让我们学习运用工效学知识，保护好自己的健康，提高工作效率。

1. 工作间

电脑办公族的工作间主要包括工作台、座椅及文件柜／储物柜，涉及不同的器材及用具，包括显示屏幕设备、电话、文具、文件匣等。工作台及座椅的高度与尺寸，以及器材及用具的摆放位置，均需要配合使用者的身体尺寸，以方便其保持正确工作姿势。

2. 工作台

台面高度应适合使用者的身材，台面留有足够空间方便使用者进行工作，同时预留放置电话、文具及其他工具的空间。如果需要放置电脑，除了要有空间放置显示器、键盘及鼠标之外，还要确保有足够空间便于操作。对于经常或者重复使用的办公用品，应放置在方便使用的工作区域内，避免经常侧弯、扭曲身体而导致不适和疲劳，最大限度地提高效率和舒适度。

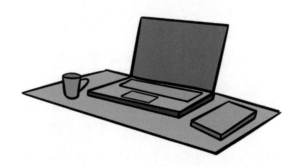

3. 座椅

选择一把舒适的座椅是非常重要的。舒适的座椅既可以调节椅面高低，又可以调节椅背的俯仰角度，同时软硬适中，让人坐着感觉舒适。可转动的座椅可以方便使用者活动，但要留意座椅的稳固性，建议可转动的座椅应配以五点滑轮式座脚。靠背板应当为腰背提供足够的承托。座椅的深度应与大腿长度相适应，既可以让背部贴紧靠背，又可以为大腿提供足够承托，座板的前端最好为圆弧型。可以按工作情况及使用者需要来决定是否需要扶手。如果需要使用显示器，而台面或键盘架又没有足够空间承托双手，则应当使用带扶手的座椅。

4. 坐姿

坐下的时候，上半身以腰部为轴心，应挺直脊梁，让颈部保持直立，使头部获得足够的支撑。腰部和背部要贴近有支撑作用的椅背，手臂自然下垂。人坐在椅子上要保持"三个直角"：小腿与大腿形成第一个直角，大腿和后背形成第二个直角，上臂和前臂形成第三个直角。在操作键盘或鼠标时，尽量使手腕与桌面保持水平，将鼠标垫垫在手腕下方，可以使手腕更舒适，预防患"鼠标手"。

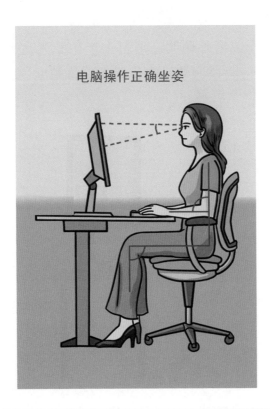

电脑操作正确坐姿

5. 脚踏

身材较小的员工，如果双脚不能平放地面，可以采用脚踏为脚部提供支撑，脚踏应当结构坚固，有防滑功能，不因过度用力而产生移位。脚踏要有舒适的高度及倾斜度，并留出足够空间让双脚可以自由活动。

6. 显示器

双眼高度与显示器上沿位置相当，与显示器保持60厘米的距离，大约伸直手臂指尖能碰到的距离，让眼睛形成微微向下注视显示器的角度，使颈部肌肉得到放松。显示器放置的位置和角度要合适，避免反射和眩光的影响。

7. 眩光

如果有灯光或窗外照明在屏幕上产生眩光，会让人难以阅读屏幕上的文字，应尝试调整光源位置或屏幕角度、安装遮光罩或窗帘避免眩光。

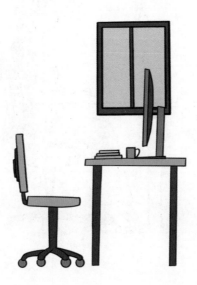

8. 文件柜／贮物柜

摆放位置要适合，以防使用者扭腰或弯腰取物。常用的物件或文件应尽量放在柜内方便拿取的位置。

9. 体力活动

办公室涉及的体力工作例如搬运电脑、文件匣、饮用水或其他物资，不正确的用力会增加受伤的机会，容易造成腰部、手臂拉伤以及手部砸伤等。在搬运重物时，人要靠近重物站好，膝部弯曲（而不是腰部弯曲）蹲下，保持背部尽可能地直立。在搬运重物之前，确认牢牢地抓住了物品。提起重物用腿部力量而不是背部力量。将重物搬动，并且调整重物的位置，不要在这个过程中扭转身体。搬运过程中保持重物尽可能地紧贴身体，依靠双脚来调整方向，转身的时候需要全身转动，避免腰部扭转。放下重物时则按照前面的方法调转顺序。

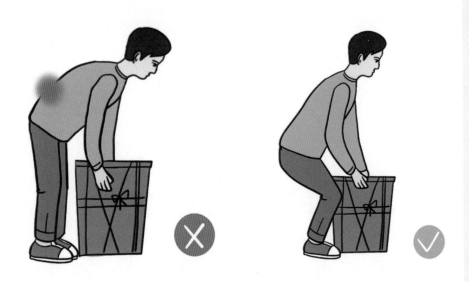

10. 其他

办公场所还要注意通风、换气以及合理使用空调，改善工作环境的微小气候，使之有利于工作人员的身体健康；建立工间操制度，广播体操等有氧运动有助于全身肌肉、关节的协调与休息，避免颈、肩、肘过度疲劳；改善工作场所照明，保护眼睛，工作一小时左右做眼保健操，并向远处眺望，及时调节视觉疲劳。